Dagmar Kihm-Schreiber

Laktose-Intoleranz

und Kuhmilcheiweißallergie

Die besten Alternativen
zu Milch und Käse.
Neues Essvergnügen für
alle Betroffenen

W0170919

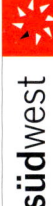

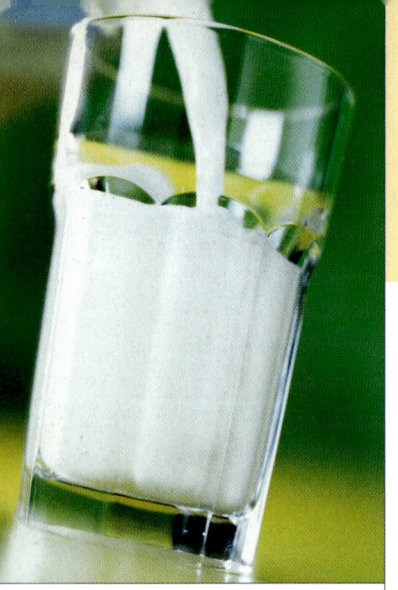

Inhalt

Für Laktose-Intolerante gibt es mittlerweile auch laktosefreie Milch im Handel. Für Kuhmilcheiweißallergiker ist allerdings auch diese Milch tabu.

Probleme bei der Ernährung mit Kuhmilch? **4**

Das Problem lösen   5

Was ist eine Allergie? **6**

Allergien werden häufiger   7

Milcheiweißallergie und Milchzucker-Intoleranz **10**

Kuhmilchallergie   11

Laktose-Intoleranz   13

Mögliche Symptome – typische und atypische   15

Diagnostik bei Allergien und Laktose-Intoleranz **18**

Diagnostik bei Allergien   19

Diagnostik bei Laktose-Intoleranz   22

Säuglinge und Kleinkinder   25

Auf den Inhalt der Nahrung achten **28**

Auswahl richtig treffen   29

Gute Alternativen   32

Lebensmittelzusatzstoffe   34

Gen-Food   39

Die Etiketten von Fertigprodukten sollten Allergiker ganz genau lesen, um unverträgliche Inhaltsstoffe zu vermeiden.

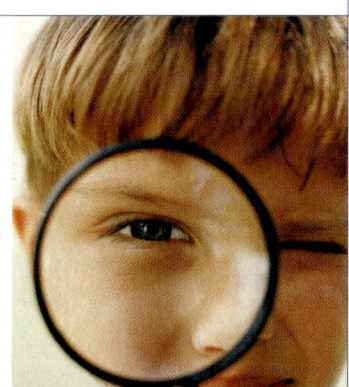

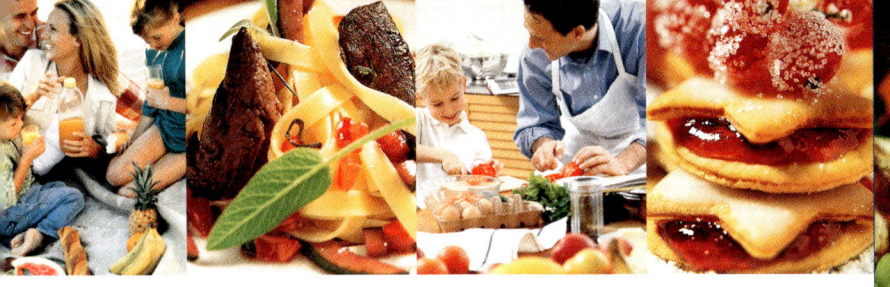

Rezepte ohne Milch und Milchprodukte 40

Für Säuglinge und Kleinkinder 41

Vorspeisen und kleine Gerichte 44

Suppen und Eintöpfe 54

Gemüse, Kartoffeln, Nudeln 60

Fleisch und Fisch 70

Saucen und Eingelegtes 78

Desserts 82

Brot und Gebäck 86

Impressum und Bildnachweis 95

Register 96

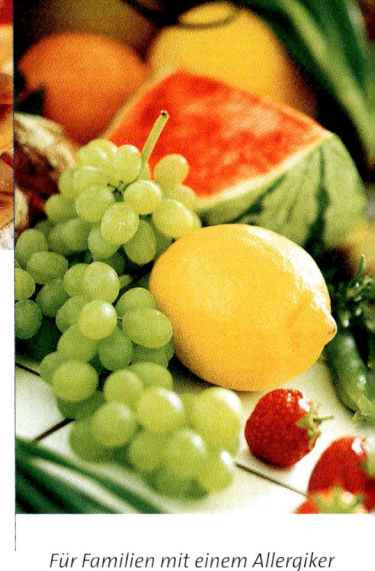

Für Familien mit einem Allergiker und/oder Laktose-Intoleranten ist es von großem Vorteil, selbst zu kochen. Mit frischen Zutaten können Gerichte zubereitet werden, die allen schmecken – und Spaß macht das Kochen außerdem.

Die frische Mittelmeerküche ist vitamin- und mineralstoffreich, enthält aber wenig Milch und Milchprodukte – ideal für Kuhmilchallergiker und Laktose-Intolerante.

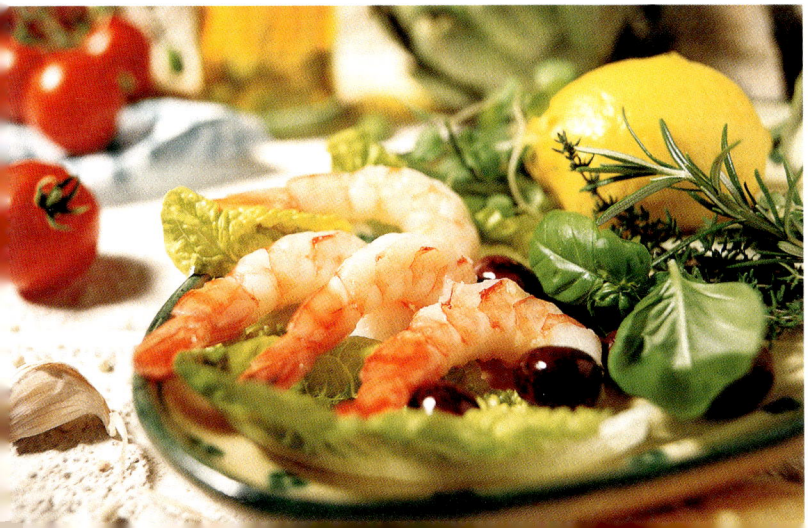

Probleme bei der Ernährung mit Kuhmilch?

Wenn beim eigenen Kind eine angeborene Kuhmilchallergie und zudem auch noch eine angeborene Laktose-Intoleranz festgestellt wird, kann diese Nachricht einen zu Anfang regelrecht lähmen! Man hat Angst und dadurch ein echtes Problem. Essen! Was soll das Kind essen?! Ist es denn überhaupt möglich, ihm auf anderem Weg als auch mit Milch und Milchprodukten die Nährstoffe zu geben, die es für ein gesundes Wachstum braucht?

Wenn Milch vom Speiseplan gestrichen werden muss, ist eine besondere Lebensmittelauswahl nötig, um den Nährstoffbedarf trotzdem optimal zu decken.

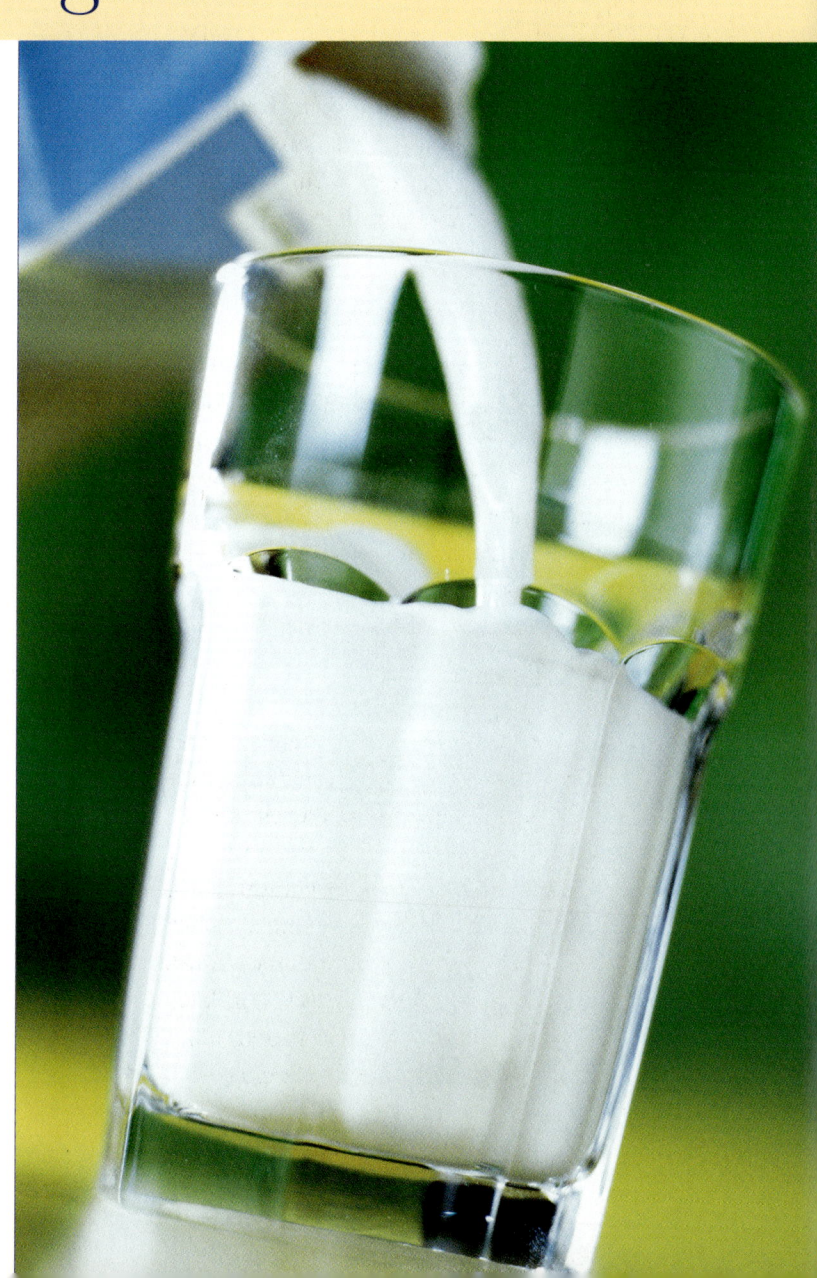

Das Problem lösen

Wenn bei Kindern Symptome auftreten, die auf Probleme bei der Verdauung von Milch hindeuten, ist es nach der Fläschchen- und Breiphase, in der hydrolisierte Nahrung verwendet werden kann, wirklich schwer mit dem Kochen. Ein kritisches Überdenken der Propagierung des Gesundheitswertes von Milch und Milchprodukten kann jedoch schnell die eigene Einstellung zu diesem Lebensmittel ändern.

Zutaten austauschen

Wenn sich das eigene Kochen und Backen im Bereich »normal« ansiedelt, ist es am sinnvollsten, damit zu beginnen, in den gewohnten Rezepten die Zutaten auszutauschen, die nicht milcheiweiß- und laktosefrei sind. Es dauert gar nicht lange, bis man ein Gespür dafür hat, was machbar ist – oder eben nicht machbar ist. Manche Gerichte schmecken dann natürlich anders, oftmals aber sogar besser.

Hilfe annehmen

Dieses Buch soll Hilfe und Anregung zugleich sein. Darüber hinaus soll es dazu ermuntern, nach einer Eingewöhnungszeit in die »Welt des Essens mit Kuhmilchallergie und Laktose-Intoleranz« auch andere Zutaten in den Rezepten auszutauschen. Denn ein abwechslungsreiches Essen kommt der ganzen Familie zugute. Es lohnt sich, Mehl selbst zu mahlen, unbekannte Getreidearten zu entdecken, beim Kuchenbacken statt Zucker beispielsweise einmal Agavendicksaft zu verwenden. Eine vollwertige, vielseitige Kost, die auf frischen Produkten basiert, ist der beste Weg, um trotz Vermeidung von allergieauslösenden Milchprodukten eine bedarfsgerechte Ernährung sicherzustellen.

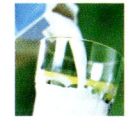

Tipp

Denken Sie positiv! Kochen und Backen, das Entwerfen neuer Rezepte und das Ausprobieren von neuen Getreidearten, das ist eine neue Aufgabe, an der man mit der Zeit großen Spaß haben kann.

Was ist eine Allergie?

Gibt es in Ihrer Familie Personen, die an Allergien leiden? Wurde bei Ihrem Kind die Diagnose Kuhmilchallergie gestellt? Müssen Sie dies bei der Zubereitung der Mahlzeiten berücksichtigen? Dieser Ratgeber soll Ihnen die Angst nehmen und zeigen, dass eine bewusste Lebensmittelauswahl sogar eine Bereicherung der Essgewohnheiten darstellen kann.

Allergien treten familiär gehäuft auf – ist beispielsweise die Mutter Allergikerin, sind zu etwa 30 Prozent auch ihre Kinder betroffen.

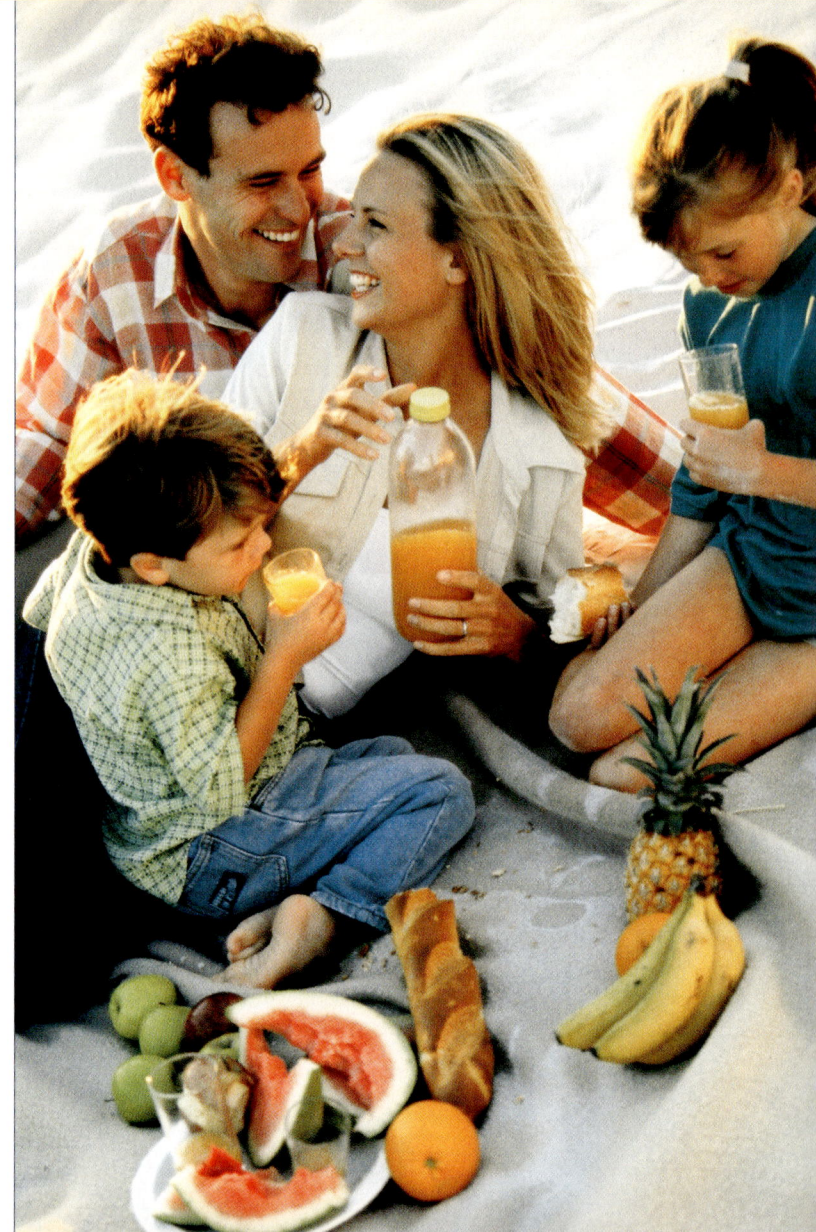

Allergien werden häufiger

Immer mehr Personen reagieren allergisch auf bestimmte Stoffe oder Lebensmittel. Eine allgemein verbindliche Ernährungsempfehlung für alle Patienten gleichzeitig zu geben, ist dabei nicht möglich. Meistens bedarf es einer individuellen Diätanweisung, denn die Ausprägungen von Lebensmittelallergien und/oder -unverträglichkeiten sind sehr vielfältig.

Definition

Das Wort »Allergie« stammt aus dem Griechischen und bedeutet »anders reagieren«. Allergiker vom Typ 1 bilden etwa als fehlgesteuerte Abwehrreaktion u. a. vermehrt das Immunglobulin E (IgE), einen körpereigenen Abwehrstoff. Diesen Vorgang nennt man Sensibilisierung, d. h. der Körper ist schon einmal mit dem Allergen in Kontakt gekommen. Beim ersten Kontakt reagiert er noch nicht mit Symptomen. Bei allergisch veranlagten Menschen kann deren Bildung einsetzen und der zweite Kontakt mit dem Allergen führt zu einer Reaktion.

Info

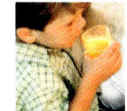

Untersuchungen haben ergeben, dass Kinder, die schon im ersten Lebensjahr mit Stalltieren in Kontakt kommen, seltener an Allergien leiden. Kinder, die auf Bauernhöfen aufwachsen, sind demnach weniger allergiegefährdet.

Allergikertypen

- Typ 1 »Soforttyp«   die Reaktion setzt praktisch sofort ein

- Typ 2 »Typ mit zytotoxischer Reaktion«   die Reaktion zeigt sich meist nach einigen Minuten

- Typ 3 »Verzögerter Typ«   die Reaktion zeigt sich meist nach 6 bis 8 Stunden

- Typ 4 »Spättyp«   die Reaktion setzt nach 24 bis 72 Stunden ein

Das Risiko zur Allergie tritt familiär gehäuft auf. Wenn ein Elternteil Allergiker ist, liegt das Risiko für ein neugeborenes Kind bei 20 bis 40 Prozent. Sind beide Eltern verschiedene Allergiker, steigt das Risiko auf 40 bis 60 Prozent. In dem besonderen Fall, dass Vater und Mutter an der gleichen Allergie leiden, liegt das Risiko für das Neugeborene bei 60 bis 80 Prozent.

Angeboren oder erworben

Allergien und Pseudoallergien können sowohl angeboren sein als auch im Lauf des Lebens durch vielerlei Umstände erworben werden. Die erworbene Form kann nach entsprechender Karenz eventuell nur noch ganz schwach in Erscheinung treten oder sich in bestimmten Lebensphasen wie der Pubertät wieder verlieren.

Die Allergie beginnt im Darm

Unter anderem in der Darmschleimhaut wird durch den Kontakt mit dem Allergen Histamin freigesetzt. Es entsteht eine Keimbesiedlung, und die Darmflora produziert Gifte wie Indole, Phenole, Skatole und Ammoniak. Durch die Keime ist die Darmwand besonders durchlässig, so dass diese Gifte in die Blutbahn gelangen und sich somit Reaktionen, z. B. in den Bronchien oder auf der Haut, zeigen können. Auch das durch die Keime begünstigte Wachstum von Pilzen – allen voran der Candida albicans – und die dadurch entstehenden Pilzgifte gelangen über die Darmwand in den Körper.

Kinder sind häufig betroffen

Die sich im Darm befindenden Lymphknoten sind in ihrer körpereigenen Abwehrfunktion durch das Allergen ebenfalls gestört, so dass man gerade bei Kindern oft vergrößerte Mandeln oder Polypen sowie eine erhöhte Infektanfälligkeit beobachten kann.

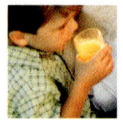

Info

Allergien unterscheiden sich von Pseudoallergien grundsätzlich dadurch, dass sie immunologisch begründet sind.

Auf Nahrungsmittel allergisch

Zu den häufigsten Allergien zählen jene auf Nahrungsmittel. Die Vielzahl individueller Erscheinungsbilder lässt es nicht zu, ein Patentrezept zur Ernährung von Allergikern auszusprechen. Vielmehr müssen viele Faktoren berücksichtigt werden.

Ursachen

Über die Ursachen von Nahrungsmittelallergien wird viel diskutiert, zumal die Zahl der erkrankten Menschen in den letzten Jahren deutlich steigt. Dass sowohl Allergien als auch Nahrungsmittelunverträglichkeiten ihren Ursprung häufig in der zunehmenden Umweltbelastung haben, darüber ist man sich einig. Doch auch unsere Essgewohnheit weg vom Ursprünglichen hin zu Fast Food und Fertiggerichten trägt dazu bei, dass wir unser Immunsystem auf Dauer schwächen und Allergien Tür und Tor öffnen.

Zubereitungsart Eine Allergie kann durchaus auf bestimmte Zubereitungsarten beschränkt sein. So ist es möglich, dass Käse als Brotbelag ohne Probleme gegessen werden kann, der gleiche Käse erhitzt aber allergische Reaktionen hervorruft.

Situationen Die Kombination bestimmter Situationen stellt ebenfalls eine Besonderheit dar. Das Trinken von Milch während einer kurzen Pause beim Sport, also bei körperlicher Anstrengung, kann eine allergische Reaktion auslösen, während beim Trinken in Ruhestellung (beispielsweise beim Fernsehen) nichts passiert. Diese besonderen Situationen sind natürlich auch umgekehrt möglich; selbstverständlich sind auch die Allergene austauschbar. Treten die Allergien im Kindesalter auf, so besteht die Hoffnung, nach zwei bis drei Jahren Abstinenz des allergieauslösenden Lebensmittels, dieses später wieder zu vertragen.

Die Aussage, eine Krankheit sei immer auch Spiegelbild der Seele, haben wir sicher alle schon gehört oder gelesen. Gerade bei Allergien und Nahrungsmittelunverträglichkeiten erscheint es sinnvoll, sich diesen Satz, der so viel Wahrheit in sich trägt, ins Bewusstsein zu rufen. Denn die Unruhe und Hektik unserer Zeit spielen als Ursachen ebenfalls eine große Rolle.

Milcheiweißallergie und Milchzucker-Intoleranz

Die Beschwerden nach dem Verzehr von Kuhmilch können auf zwei verschiedenen Komponenten der Milch beruhen. Entweder auf dem Eiweiß (Protein) der Milch oder auf dem Zucker Laktose (Kohlenhydrat) der Milch.

Es muss deutlich zwischen Laktose-Intoleranz und Kuhmilcheiweißallergie unterschieden werden. Je nach Krankheitsform müssen Milch und Milchprodukte mehr oder weniger konsequent gemieden werden.

Kuhmilchallergie

Die Kuhmilchallergie ist die am häufigsten vorkommende Form der Nahrungsmittelallergie. Der Körper identifiziert das Eiweiß der Kuhmilch als fremdes Eiweiß (Antigen) und reagiert mit der Produktion von Antikörpern (Stoffe, die vom Immunsystem zur Abwehr gebildet werden). Eben diese Antikörper verursachen die allergische Reaktion. Eine Kuhmilchallergie ist also genauer gesagt eine Kuhmilch-Protein-Allergie.

Die Allergene In der Kuhmilch sind 20 verschiedene Proteine näher identifiziert. Nur fünf davon haben als Antigen eine Bedeutung. Dies sind Rinderserum-Albumin, Rinder-Gamma-Globulin, Alpha-Laktoglobulin, Beta-Laktoglobulin und Kasein. Die Allergie kann gegen ein einzelnes oder gegen mehrere dieser Antigene gleichzeitig bestehen.

Die verschiedenen Antigene der Kuhmilch sind unterschiedlich hitzeempfindlich. Deshalb kann es sein, dass Allergiker teilweise nur auf Rohmilch reagieren.

Allergieauslösende Proteine der Kuhmilch

Name	Merkmale
Rinderserum-Albumin	ist hitzelabil und deshalb nur von Bedeutung bei frischer, nicht erhitzter Milch
Rinder-Gamma-Globulin	ist hitzelabil und deshalb nur von Bedeutung bei frischer, nicht erhitzter Milch
Alpha-Laktoglobulin	ist partiell hitzelabil und kann deshalb in pasteurisierter Milch enthalten sein, jedoch nicht in gekochter Milch
Beta-Laktoglobulin	ist hitzestabil, ist auch gegen proteolytische Enzyme resistent und zugleich das aggressivste und wichtigste Allergen
Kasein	ist hitzestabil

Lebensmittel richtig auswählen

Es erfordert etwas Fingerspitzengefühl und Beobachtungsgabe, um bei Kuhmilcheiweißallergie die richtige Kost für die tägliche Ernährung zusammenzustellen.

Vorsicht ist geboten

☐ Butter, besonders Sauerrahmbutter, enthält sehr wenig Milcheiweiß, ebenso Sahne. Bei Menschen, die nur sehr schwach reagieren und/oder auf Milchprodukte nicht verzichten möchten, lohnt es sich daher auf jeden Fall, beides auszuprobieren.

☐ Wer auf Kuhmilch reagiert, verträgt gelegentlich auch keine Ziegenmilch (Kreuzallergie bei zoologisch verwandten Tierarten). Ebenso kann es sein, dass Rind- oder Kalbfleisch Probleme bereiten. Eine Kreuzallergie zwischen dem Nahrungsmittel Kuhmilch und Blütenpollen dagegen wurde nicht festgestellt.

☐ Das Eiweiß der Sojabohne jedoch kann eine Kreuzallergie hervorrufen zwischen Soja und Gräsern, und zwar allen Gräsern. Man sollte dies immer bedenken, denn oftmals möchte man Kindern Soja als Ersatz für Milchprodukte anbieten. Die Verträglichkeit von Soja ist unbedingt auszutesten! Über ein Drittel der Kinder, die allergisch auf Kuhmilch reagieren, verträgt auch Soja nicht. Doch wird das Soja vertragen, ist es eine gute Alternative. Zum Kochen und Backen lässt es sich wunderbar verwenden, und das Angebot an Produkten auf Sojabasis ist sehr groß.

☐ Denken Sie neben Nahrungsmitteln auch immer an verstecktes Milcheiweiß in vielen Produkten, die man täglich im Gebrauch hat, z. B. Badezusätze, Shampoo, Zahnpasta, Körpercreme, Arzneimittel, Vitaminpräparate und Kosmetika. Diese Dinge in der Apotheke zu kaufen ist sinnvoll und bewahrt vor Risiken und möglichen unangenehmen Konsequenzen. Viele Produkte weisen eine Volldeklaration auf.

Info

Die Kuhmilchallergie ist die häufigste Allergie im Säuglingsalter. In dieser Lebensphase ist der Verdauungsapparat noch nicht voll entwickelt.

Laktose-Intoleranz

Das Wort »Laktose-Intoleranz« hat seinen Ursprung im Lateinischen. »Lac« bedeutet Milch und »tolerare« ertragen. Es handelt sich hier also um eine Unverträglichkeit von dem Milchzucker Laktose.

Die Laktose-Intoleranz ist eine Stoffwechselerkrankung, an der in Deutschland etwa vier Millionen Menschen leiden; die Tendenz ist deutlich steigend. 30 bis 50 Millionen Amerikaner, schätzungsweise 90 Prozent der Japaner und Chinesen, 75 Prozent der Bevölkerung von Afrika, fast 100 Prozent der Ureinwohner Australiens und etwa 75 Prozent der jüdischen Bevölkerung sind laktose-intolerant. In den westlichen Ländern ist das Ausmaß der Laktose-Intoleranten nicht so groß; hier sind »nur« 10 bis 15 Prozent betroffen, in den skandinavischen Ländern liegt die Rate gar bei nur etwa 3 Prozent.

Bekannte Ursache

Wer laktose-intolerant ist, dessen Körper kann die Laktose (Milchzucker) nicht verdauen. Grund ist das Fehlen oder der Defekt des Enzyms Laktase im Darm, so dass das Disaccharid (Zweifachzucker) Laktose nicht in seine Bestandteile Glukose (Traubenzucker) und Galaktose aufgespalten werden kann. Normalerweise werden diese Monosaccharide über die Blutbahn aufgenommen, sorgen für eine gute Darmflora und folglich auch für ein gestärktes Immunsystem. Hat ein Mensch jedoch nicht genügend Laktase, wird die unverdaute Laktose im Dickdarm durch die Darmbakterien vergoren, und es entstehen Gärungsgase wie Wasserstoff, Methan und Kohlendioxid sowie eine Übersäuerung, die zusammen mit der großen Flüssigkeitsmenge Blähungen, Durchfall und Bauchschmerzen verursachen. Häufig tritt die Laktose-Intoleranz jedoch auch auf als Folge

Der unverdaute Milchzucker (Laktose) gelangt in tiefe Darmabschnitte und wird dort durch die Tätigkeit der Darmbakterien abgebaut. Die Folge sind unangenehme Bauchschmerzen, Blähungen und Durchfälle.

einer Darmerkrankung, beispielsweise bei Zöliakie und Sprue, Morbus Crohn, Colitis ulcerosa, nach Magen- und Darmoperationen, auch auch als Folge einer Kuhmilchallergie.

Pseudoallergie

Die Laktose-Intoleranz wird auch als Pseudoallergie definiert, denn die Symptome unterscheiden sich nicht von denen einer echten Allergie; die Grundlage ist jedoch eine andere. Sie beruht nicht auf einem immunologischen Geschehen; die körperfremden Stoffe wirken direkter, und Symptome können deshalb bereits beim ersten Kontakt mit dem Auslöser auftreten – ohne vorherige Sensibilisierungsphase wie bei der Allergie. Nahrungsmittelintoleranzen sind abhängig von der Dosis und treten meistens 30 Minuten bis drei Stunden nach dem Essen auf.

Dass allergieähnliche Reaktionen nicht vom Immunsystem abhängen, hat für den Schweregrad der Erkrankung überhaupt keine Bedeutung. Die Betroffenen leiden genauso wie Allergiker!

Krankheitsformen

Man unterscheidet verschiedene Formen der Laktose-Intoleranz:
☐ Die primäre/angeborene Laktose-Intoleranz kommt selten vor – dennoch: Wird sie bei Neugeborenen nicht erkannt, kann sie zu Durchfällen führen und fatale Folgen haben.
☐ Die erworbene Intoleranz tritt bei Erwachsenen spontan auf, auch wenn vorher Laktose gut vertragen wurde. Eine Schädigung der Darmschleimhaut durch Virusinfekte wird in der Fachwelt als Ursache diskutiert.
☐ Die sekundäre Intoleranz muss nicht unbedingt ein Leben lang bleiben; sie ist jedoch die weitaus häufigste Form, da im Lauf des Lebens die produzierte Laktasemenge (Laktase = Enzym zum Abbau der Laktose) natürlicherweise abnimmt. Sie kann auch als Begleiterkrankung bei verschiedenen Erkrankungen des Dünndarms, ebenso nach Magen- oder Darmoperationen auftreten. In dem Maß, in dem die Grundkrankheit abnimmt, schwindet auch die Laktose-Intoleranz.

Mögliche Symptome – typische und atypische

Es ist nahezu unmöglich, eine verbindliche Auflistung aller Symptome aufzuführen, die durch den Verzehr von Kuhmilch auftreten können. Die auf der nächsten Doppelseite stehende Liste beruht auf Erfahrungen von kuhmilchallergischen und laktose-intoleranten Menschen. Es mag sein, dass der eine oder andere beim Lesen einiger Symptome ungläubig sein wird; und doch, es waren Beschwerden – oftmals in Kombinationen, auch wechselnd –, die letztendlich zu den Diagnosen Laktose-Intoleranz und Kuhmilcheiweißallergie geführt haben.

Wie ein Detektiv

Die Symptome können so vielfältig sein und auch in einer Art und Weise, dass man sie mit einer Allergie oder einer Laktose-Intoleranz überhaupt nicht in Verbindung bringt. Oftmals beginnt für Patienten somit ein Odyssee, die Operationen zur Folge haben kann, die völlig unnötig sind. Bleiben Sie wachsam, und denken Sie auch in Querverbindungen, denn zuweilen kommen auch verschiedene Dinge zusammen.

Auf Babys achten

Wenn Sie bei sich selbst den Verdacht auf eine Kuhmilchallergie oder eine Laktose-Intoleranz haben, geben Sie sich besonders bei atypischen Beschwerden nicht mit der Begründung zufrieden, es handele sich bestimmt um vorübergehende Störungen! Gerade im Fall von Säuglingen werden Mütter bei dem Symptom Blähungen noch viel zu oft mit dem Satz »Schreikinder sind Gedeihkinder« beruhigt. Lassen Sie sich nicht verunsichern; Sie kennen als Mutter Ihr Kind am besten.

Selbst wenn Ihr Verdacht auf Kuhmilchallergie oder Laktose-Intoleranz noch so unmöglich klingt, bleiben Sie beim Arzt in jedem Fall hartnäckig, und bitten Sie um einen Test, wenn es um Ihre Gesundheit oder die Ihres Babys geht!

Mögliche Symptome bei Kuhmilchallergie oder Laktose-Intoleranz

Allgemein

Schwindel, Übergewicht, Gelenkbeschwerden, neue Allergien, Candida-Infektion, Epilepsie, häufig unangenehmer Körpergeruch, Schmuckunverträglichkeit, Tinnitus, allgemeiner Leistungsabfall, Konzentrationsschwäche, Gedächtnisschwäche, Antriebsmangel, Müdigkeit, Frieren, Herzrasen, Herzstolpern, Bluthochdruck, Rheuma, Asthmaanfälle, depressive Verstimmungen bis hin zu Depressionen, Chronisches Müdigkeitssyndrom (CFS, siehe Randspalte)

Chronisches Müdigkeitssyndrom (CFS) kann auch auftreten bei einer Glukose-Unverträglichkeit, weil die Glukose in den Patienten bei Bewegung in Milchsäure umgewandelt wird und sie dann »vergiftet«.

Darm

Blähungen, Koliken, Darmgeräusche, Übelkeit, Brechreiz, Erbrechen, Durchfälle, Völlegefühl, Verstopfung, Beschwerden nach einer Magen-Darm-Infektion

Augen

Ödeme an den Augen, trockene und brennende Augen ohne Infekt, zunehmende Nachtblindheit

Ohren

Chronische Mittelohrentzündung

Nase

Geschwollene Nasenschleimhaut

Mund, Hals

Seltsamer Geschmack im Mund, Zungenbrennen, trockene Mundschleimhaut, Rachenjucken, Globus hystericus (»Kloß im Hals«), vermehrt Karies und Parodontose, »Zahnströme«,

häufige Zahnfleischentzündungen, häufiges Zahnfleisch-
bluten, Zähne werden zunehmend durchscheinender,
Halsschmerzen ohne Infekt (z. B. nach dem Genuss von Eis
oder Schokolade)

Haut, Haare, Fingernägel

Trockene und rissige Haut, wuchernde Hornhaut, Schrunden,
Warzen, Ausschlag, deformierte Fingernägel, rissige und
brüchige Fingernägel, Kopfhautschuppen, Haarausfall,
Hautjucken, Schuppenflechte (Psoriasis)

Ausscheidung, Genitalbereich

Nesselsucht (Urticaria), Schmerzen im kleinen Becken,
häufiger Harndrang ohne Infekt, trockene und rissige
Genitalschleimhaut, Jucken und Brennen im Genitalbereich,
häufige Pilzinfektionen im Genitalbereich, punktuelle
Schleimhautblutungen im Analbereich, brennende
Schmerzen im Analbereich

Innere Organe

Nierenschmerzen, Leberschmerzen, Magenschmerzen

Rücken, Beine

Rückenschmerzen, brennende Schmerzen in den
Beinen in Ruhe oder bei Belastung, Beine werden
»taub«, Extremitäten schlafen oft ein

*Eine Kuhmilcheiweißallergie oder
eine Laktose-Intoleranz kann sich
auch äußerlich zeigen. Achten Sie
daher auf Unregelmäßigkeiten auf
der Haut, an Zähnen, Haaren und
Fingernägeln.*

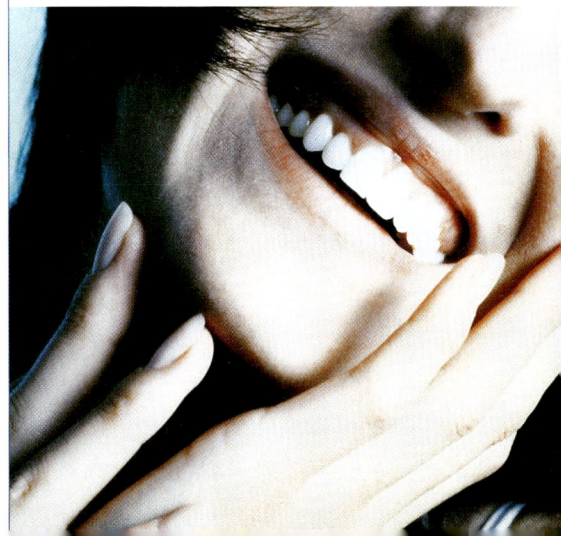

Diagnostik bei Allergien und Laktose-Intoleranz

Um den Ursachen der Beschwerden auf den Grund zu gehen, bedarf es detektivischen Spürsinns. Es gibt verschiedene Verfahren, um herauszufinden, ob man auf ein Lebensmittel allergisch reagiert oder ob man an einer Laktose-Intoleranz leidet. Vor allen Tests sollte aber stets eine Erhebung der Krankengeschichte (Anamnese) vom Arzt durchgeführt werden.

Um eine Laktose-Intoleranz oder eine Kuhmilcheiweißallergie zu diagnostizieren, ist es nötig, seine Essgewohnheiten einmal genauer unter die Lupe zu nehmen.

Diagnostik bei Allergien

Ob das Eiweiß der Kuhmilch als Verursacher von Symptomen infrage kommt, kann mit verschiedenen Tests herausgearbeitet werden. Es ist ein langwieriger Prozess, der jeweils an die individuelle Situation angepasst werden muss. Leider gibt es kein Patentrezept, um eine schnelle Lösung zu finden.

Erster Schritt

Selbsttest/Eliminationsdiät Dieser Test ist als erster Versuch wohl der sinnvollste. Wer den Verdacht hat, an einer Kuhmilchallergie zu leiden, sollte ein bis zwei Wochen lang alle Milchprodukte und milcheiweißhaltigen Lebensmittel meiden. Eine zusätzliche Hilfe bei diesem Test ist das Führen eines Tagebuchs, in dem genau aufgeschrieben wird, was gegessen wurde und welche Beschwerden auftraten. So hat man schnell einen Überblick, ob milchhaltige Nahrungsmittel tatsächlich der Auslöser sind. Durch das Führen des Tagebuchs kann gleichzeitig festgestellt werden, ob man auch auf andere Lebensmittel reagiert. Wenn die Beschwerden schon lange Zeit andauern, ist diese Möglichkeit durchaus denkbar im Sinne einer »Allergikerkarriere«. Bei dem Selbsttest wird eine baldige oder sofort einsetzende Besserung eintreten, wenn der Körper allergisch auf die Milch reagieren sollte. Zur Überprüfung der eigenen Diagnose werden nun schrittweise wieder Milchprodukte in den täglichen Speiseplan aufgenommen und die Reaktion ins Tagebuch eingetragen. Mit diesem Verfahren lässt sich das allergieauslösende Lebensmittel relativ genau ermitteln.

Weitere Tests

Reibetest Der Allergologe reibt das pure Allergen auf die Haut der Unterarminnenseite. Hochgradig sensibilisierte Menschen reagieren mit Quaddeln, danach mit roten Flecken.

Manchmal ist es notwendig, wie Sherlock Holmes zu ermitteln. Beispiel: Wer den Verdacht hat, auf Hühnereier zu reagieren, sollte überlegen, wo er die Eier kauft. Es ist durchaus möglich, dass eine Reaktion nicht auf das Ei, sondern auf das eventuell dem Hühnerfutter beigemischte Fischfutter erfolgt. Solche Konstellationen müssen also bedacht werden!

Pricktest (Stichtest) Je ein Tropfen der zu testenden Allergieextrakte wird auf den Rücken oder die Innenseite des Unterarms getropft. Durch den Tropfen hindurch wird etwa ein Millimeter tief in die Haut gestochen. Nach 20 Minuten ist das Ergebnis sichtbar; um spät reagierende Menschen zu erkennen, wird nach 6 und nach 24 Stunden je eine Kontrolle durchgeführt. Je größer die aufgetretene Quaddel ist, desto deutlicher ist der Hinweis auf das verwendete Allergen.

Scratchtest (Kratz- oder Ritztest) Bei diesem Test wird die Haut etwa fünf Millimeter lang an der Oberfläche eingeritzt. Ansonsten ist das Prinzip wie beim Pricktest.

Intrakutantest Das verdünnte Allergen wird mit einer feinen Kanüle unter die Haut gespritzt. Nach 20 Minuten können Rötungen und Schwellungen auftreten, die auf eine Allergie hinweisen.

Radio-Allergo-Sorbens-Test (RAST) Mit diesem Test ist der Nachweis von spezifischem Immunglobulin E (IgE) gegen ganz bestimmte Allergene im Blutserum möglich. Die Höhe des Werts gibt Auskunft über den Grad der Sensibilisierung. Bei gesunden Menschen ist IgE fast nicht vorhanden, bei bestimmten Allergikern um das etwa Zehnfache erhöht. Dieser Test ist besonders für die Austestung von Säuglingen geeignet.

Radio-Immuno-Sorbens-Test (RIST) Das Gesamt-Immunglobulin (IgE) im Blut wird bestimmt. Der Gesamt-IgE-Spiegel im Blut ist umso höher, je mehr Allergene an der Überempfindlichkeit beteiligt sind.

Immunglobulin-G-Test (IgG-Test) Dies ist ein Bluttest auf Allergene, die für Spätreaktionen verantwortlich sind. Es wird festgestellt, ob gegen die einzelnen Nahrungsmittel Antikörper vom Typ IgG vorliegen.

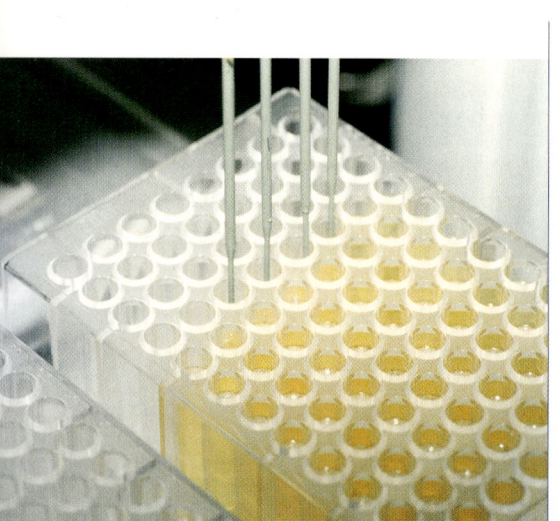

Für Säuglinge empfiehlt sich der Radio-Allergo-Sorbens-Test (RAST), bei dem im Labor der Gehalt an körpereigenen Abwehrstoffen im Blutserum bestimmt wird.

Oraler Provokationstest Hier wird einige Tage lang eine allergenarme Diät eingehalten (beispielsweise nur Kartoffeln oder Reis). Wenn die Symptome abgeklungen sind, wird Ess- oder Trinkbares mit einer genau festgelegten Menge nur eines Allergens eingenommen. Die auftretenden Symptome werden registriert, und in ebenfalls festgelegten Zeitabständen wird die Allergenmenge gesteigert.

Kinesiologischer Test Hier ist die Muskelkraft geschwächt, sobald ein Allergen in das Energiefeld des Körpers gerät.

Behandlung

Es sei klar gesagt: Es gibt kein Medikament gegen eine Nahrungsmittelallergie! Konsequente Karenz (Vermeiden des Allergens) ist die erste, allerwichtigste und mit Sicherheit auch die erfolgreichste aller Behandlungen, wobei bei Kleinkindern mit sekundärer Kuhmilchallergie und/oder Laktose-Intoleranz die Prognose recht gut ist, dass sie bis zum Beginn der Schulzeit Nahrungsmittelallergene tolerieren und keine Symptome mehr zeigen. Im Gegensatz zu Blütenpollenallergikern mit Heuschnupfen, denen eine Hyposensibilisierung Erleichterung verschafft, bringt dies bei Lebensmittelallergien keinen Erfolg.

Den Ernstfall bedenken

Für den Fall einer heftigen oder gar lebensbedrohlichen allergischen und/oder pseudoallergischen Reaktion sollten Sie stets ein von Ihrem Arzt verordnetes Notfallmedikament bei sich tragen, das Sie selbst einnehmen oder verabreichen, noch bevor Sie den Notarzt rufen. Diese Reihenfolge ist wichtig, denn manche Medikamente wirken erst nach etwa 20 Minuten!

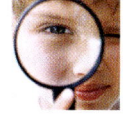

Tipp

Die allergene Potenz von Obst und Gemüse kann reduziert werden. Empfohlen wird kurzes, etwa zwei Minuten langes Kochen oder das Einfrieren über zwei Wochen.

Andere Wege suchen

Immer öfter berichten laktose-intolerante Patienten und Kuhmilchallergiker von alternativen Behandlungsmöglichkeiten. Es ist eine gute Entscheidung, sich zusätzlich zur Schulmedizin auch der Naturheilkunde anzuvertrauen. Viele Leute haben damit die allerbesten Erfahrungen gemacht und werden auch in Zukunft diese Kombination beibehalten. Gerade bei Kindern, die über die Haut reagieren (Neurodermitis, Psoriasis), haben sich beispielsweise die Lichttherapie oder die Laserakupunktur durchaus bewährt. Ärzte für Naturheilkunde erstellen für jeden einzelnen Patienten eine auf die individuellen Probleme abgestimmte Therapie. Zu bedenken ist dabei auf jeden Fall, dass Globuli laktosehaltig sind und man deshalb um die Verschreibung von Tropfen bitten sollte.

Diagnostik bei Laktose-Intoleranz

Es gibt verschiedene Methoden, die es dem behandelnden Arzt ermöglichen, die Diagnose Laktose-Intoleranz zu stellen.

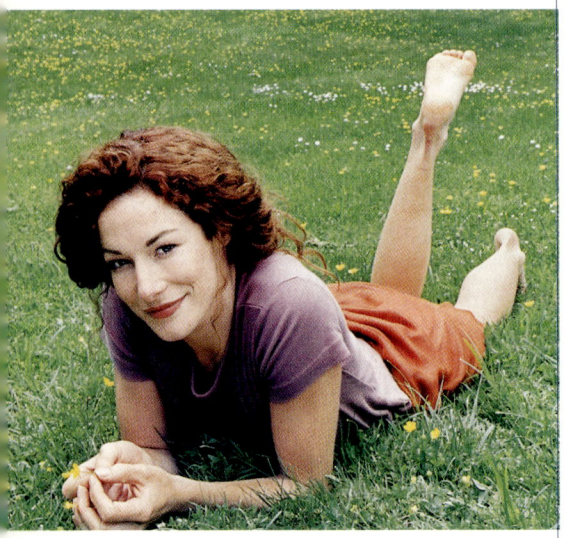

Wer Sojaeiweiß nicht verträgt, reagiert häufig auch auf Gräser allergisch. Eine Kreuzallergie zwischen Kuhmilcheiweiß und Blütenpollen wurde dagegen nicht festgestellt.

Individuell verschieden

Gesunde Erwachsene nehmen im Rahmen einer abwechslungsreichen, vollwertigen Ernährung pro Tag durchschnittlich 20 bis 30 Gramm Laktose zu sich. Personen, die an einer Laktose-Intoleranz leiden, vertragen teilweise noch nicht einmal drei Gramm pro Tag. Andere Patienten können jedoch bis zu zehn Gramm Laktose pro Tag aufnehmen, ohne irgendwelche Beschwerden zu haben.

H2-Atemtest

Nach einer oralen Laktosegabe von zwei Gramm pro Kilogramm Körpergewicht, maximal jedoch 50 Gramm, wird entweder das Gas H_2 oder CO_2 in bestimmten Zeitabständen in der ausgeatmeten Luft gemessen. Beim Nachweis von CO_2 muss die Laktose radioaktiv markiert werden. Die Bestimmung von H_2 bzw. CO_2 gibt Auskunft über die Höhe der Laktosespaltung. Die Gabe von bis zu 50 Gramm Laktose ist sicher nicht ganz ungefährlich, denn sie kann bei stark reagierenden Menschen durchaus zum anaphylaktischen Schock führen. Man bedenke, dass diese Menge einem halben Liter Kondensmilch oder 500 Gramm Milchschokolade entspricht – und wer nimmt das innerhalb einer Mahlzeit schon zu sich?!

Laktosebelastung

Ebenfalls nach einer oralen Gabe von 50 Gramm Laktose – in Wasser aufgelöst – wird im Zeitraum von zwei Stunden alle 15 Minuten der Verlauf des Glukosewerts in Blut oder Atem gemessen. Fehlt der Anstieg, oder ist er zu gering (unter 20 mg/100 ml Blut), liegt ein Laktasemangel vor.

Provokationstest

Dies bedeutet die Gabe von Kuhmilch. Der Provokationstest sollte immer unter ärztlicher Aufsicht vorgenommen werden, bei stark reagierenden Patienten im Krankenhaus.

Gewebeprobe

Bei einer Darmspiegelung wird eine Gewebeprobe entnommen, die Aufschluss über die Laktaseaktivität gibt.

Es ist sinnvoll, den Laktosebelastungstest bei einem stationären Aufenthalt in einer Klinik unter ärztlicher Aufsicht durchzuführen, damit eventuelle heftige Reaktionen sofort behandelt werden können.

Behandlung

Auch hier sei ganz klar festgestellt: Medikamente gegen Laktose-Intoleranz gibt es nicht! Für laktose-intolerante Menschen sind inzwischen jedoch einige Präparate auf dem Markt, die das Enzym Laktase ersetzen sollen. Die in ihnen enthaltene Laktase wird aus Pilzen gewonnen.

Die Erfahrung zeigt, dass diese Präparate bei manchen Menschen wirken, bei anderen wiederum nicht. Es gibt also keine Sicherheit. Für diejenigen, die mit ihnen zurecht kommen, sollte die Einnahme dennoch nur in »Notfällen« wie Restaurantbesuchen, Einladungen oder im Urlaub erfolgen. Immerhin sind es Medikamente – und Medikamente haben Nebenwirkungen!

Rezeptfrei zu erhalten

Die laktasehaltigen Enzympräparate sind nicht verschreibungspflichtig und in Apotheken und zum Teil auch in Reformhäusern erhältlich. Da sie arzneimittelrechtlich als Nahrungsergänzungsmittel eingestuft sind, erstatten die Krankenkassen die Kosten in den meisten Fällen nicht. Wenn Ihnen Ihr Arzt jedoch eine Notwendigkeitsbescheinigung ausstellt, besteht die Möglichkeit der Kostenübernahme durch die Krankenkasse.

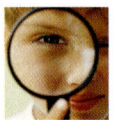

Info

Laktasehaltige Enzympräparate können entweder der Milch oder dem Milchprodukt in pulverförmiger bzw. flüssiger Form zugesetzt oder zeitgleich als Tablette aufgenommen werden.

Angebotene Präparate bei Laktose-Intoleranz

Kerulac	Tropfen
Kerutabs	Tabletten oder flüssig
Lactrase	Tabletten
Laktase plus	Pulver, im Reformhaus erhältlich
Laluc	Kautabletten

Säuglinge und Kleinkinder

0,3 bis 7,5 Prozent aller Säuglinge und Kleinkinder reagieren allergisch auf Kuhmilch. Es ist und bleibt nach wie vor der beste Schutz vor Allergien, einen Säugling so lange wie möglich zu stillen. Dennoch kann es vorkommen, dass aufgrund einer angeborenen Laktose-Intoleranz sofort abgestillt werden muss, denn die Muttermilch enthält natürlich auch Laktose, die im Normalfall zum Aufbau der Darmflora des Kindes wichtig ist.

Im ersten Lebensjahr

Wer vor dem ersten Lebensjahr – aus welchen Gründen auch immer – abstillt, sollte dem Kind jedoch grundsätzlich keine Kuhmilch geben, da der Darm des Säuglings diese Milch noch nicht verdauen kann. Und: Je früher ein allergiegefährdetes Kind Kuhmilch bekommt, desto größer ist die Wahrscheinlichkeit, dass es eine Allergie dagegen entwickelt. Eine hydrolisierte Babynahrung, bei der die Eiweiße so aufgespalten sind, dass sie gut verträglich sind, oder die Zubereitung von Fläschchen und Breien mit Mandel-, Reis- oder Hafermilch sind eine gute Alternative. Hydrolisierte Nahrung, die auf Sojabasis hergestellt ist, muss getestet werden. Viele Kuhmilchallergiker vertragen auch Soja nicht!

Ab dem zweiten Jahr

Wenn das Kind anfängt bei Tisch mitzuessen und auch Gläschen zum Einsatz kommen, sollte man die Zutatenliste jedes Mal genau prüfen. Außerhalb von Bioläden und Reformhäusern gibt es leider ganz wenige Gläschen, denen nicht Milch oder Sahne zugesetzt ist. Das ist angesichts der steigenden Zahl von kuhmilchallergischen Säuglingen und Kleinkindern sehr schade.

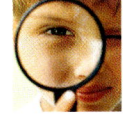

Tipp

Verzichten Sie bei der Zubereitung von Speisen auf Butter. Nehmen Sie stattdessen lieber eine spezielle milcheiweißfreie Margarine.

> **Lebensmittel, die von Natur aus weder Milcheiweiß noch Laktose enthalten:**
>
> Getreide, Kartoffeln, Reis, Nudeln, Hülsenfrüchte, Gemüse, Obst, Fleisch, Fisch, Eier, Öl, Zucker, Honig, Konfitüre, Sirup, Wasser, Soja, reine Gewürze, Kräuter, Schaltiere, Nüsse

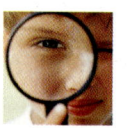

Info

Lesen Sie aufmerksam die Produktinformationen auf den Verpackungen, und fragen Sie zur Not beim jeweiligen Hersteller nach.

Deshalb empfiehlt es sich, lieber selbst zu kochen und die Gabe von Gläschen auf ein Minimum zu reduzieren. Aus einheimischem Gemüse und Obst vom Bauern oder aus ungespritztem und dadurch wenig schadstoffbelastetem Anbau kann man für Kinder gute Mahlzeiten kochen. Auch rein geschmacklich ist das Selbstkochen schöner: Der Inhalt von Gläschen schmeckt bei vielen Sorten ziemlich gleich.

Vorsicht ist geboten

Die von allen Kinderärzten verordneten D-Flouretten für Säuglinge enthalten Laktose! Deshalb sollte man um ein Rezept für beispielsweise Flour-Viganoletten bitten, die weder Milcheiweiß noch Laktose enthalten. Kinderärzte und das Fachpersonal der Apotheken können Ihnen bei der Auswahl weiterer Austauschpräparate behilflich sein.

Bei Neigung zur Allergie vorbeugen

Wenn Ihr Kind ein erhöhtes Risiko zur Allergie hat, weil ein oder beide Elternteile Allergiker sind, sollten Sie durch einige Maßnahmen vorbeugen.

☐ Vor und während der Schwangerschaft auf das Rauchen verzichten. In der Nähe des Kindes sollte auf gar keinen Fall geraucht werden.

☐ Bestehen Sie während Ihres Aufenthalts auf der Wöchnerinnenstation in der Klinik wenn nötig mit Nachdruck darauf, dass Ihrem Kind keine Kuh- oder Sojamilch zugefüttert wird, wenn sich die Muttermilch mit dem Einschießen in die Brust etwas Zeit lassen sollte. Wollen Sie ganz sicher gehen, dann nutzen Sie am besten die Möglichkeit des »Rooming in«.

☐ Versuchen Sie, mindestens ein halbes Jahr zu stillen. Dies gilt jedoch nicht, wenn bei Ihrem Kind eine angeborene Laktose-Intoleranz festgestellt wird.

☐ Wenn Sie Ihrem Kind unbedingt kuhmilchhaltige Produkte zufüttern wollen, tun Sie es bitte erst nach dem ersten Lebensjahr! Denken Sie an Alternativen zur Kuhmilch (z. B. Mandelmilch). Auch in Fertiggläschen und Breien sind oftmals Kuhmilch, Milchzucker und andere Allergene enthalten.

Mit Ausnahme der Milch von Meeressäugetieren kommt Laktose in der Milch von allen Säugern vor – folglich auch in Muttermilch. Bei einer angeborenen Laktose-Intoleranz muss daher auf das Stillen verzichtet werden.

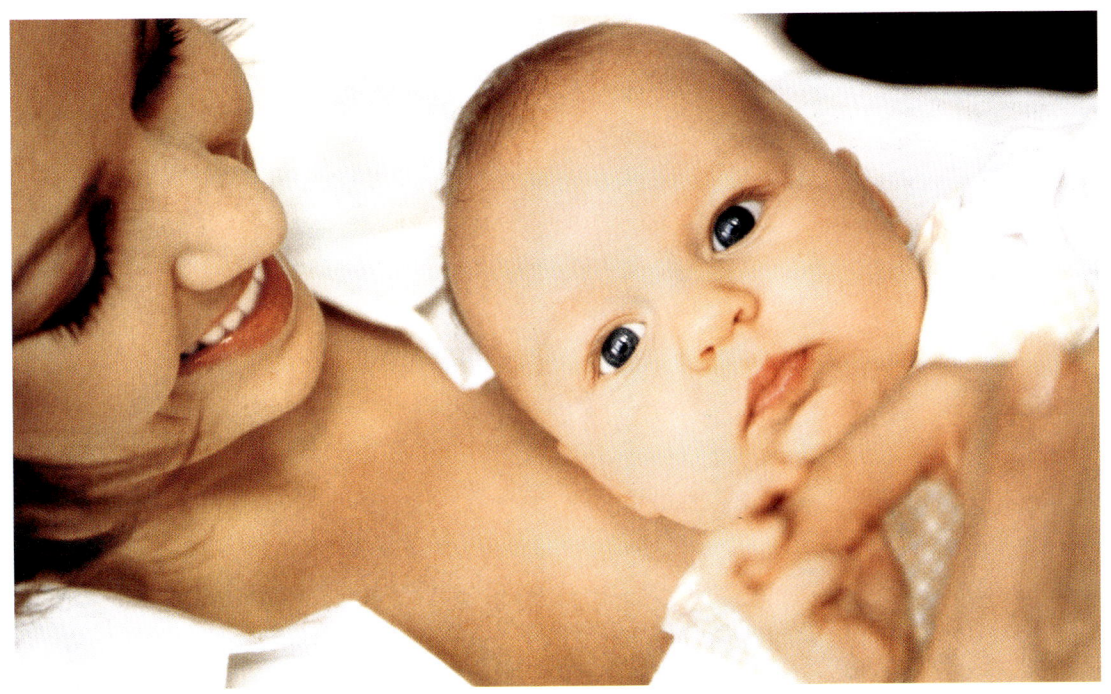

Auf den Inhalt der Nahrung achten

Eine Kost, die weitestgehend auf Milch- und Milchprodukte verzichtet, erfordert eine besondere Auswahl der Lebensmittel, um eine bedarfsgerechte Ernährung sicherzustellen. Kalzium, Eiweiß, Mangan, Zink, Jod und Vitamine sollen dabei ausreichend zugeführt werden.

Wer seine Nahrung abwechslungsreich und vielseitig gestaltet, wird kaum Probleme haben, seinen Nährstoffbedarf auch ohne Milch und Milchprodukte zu decken.

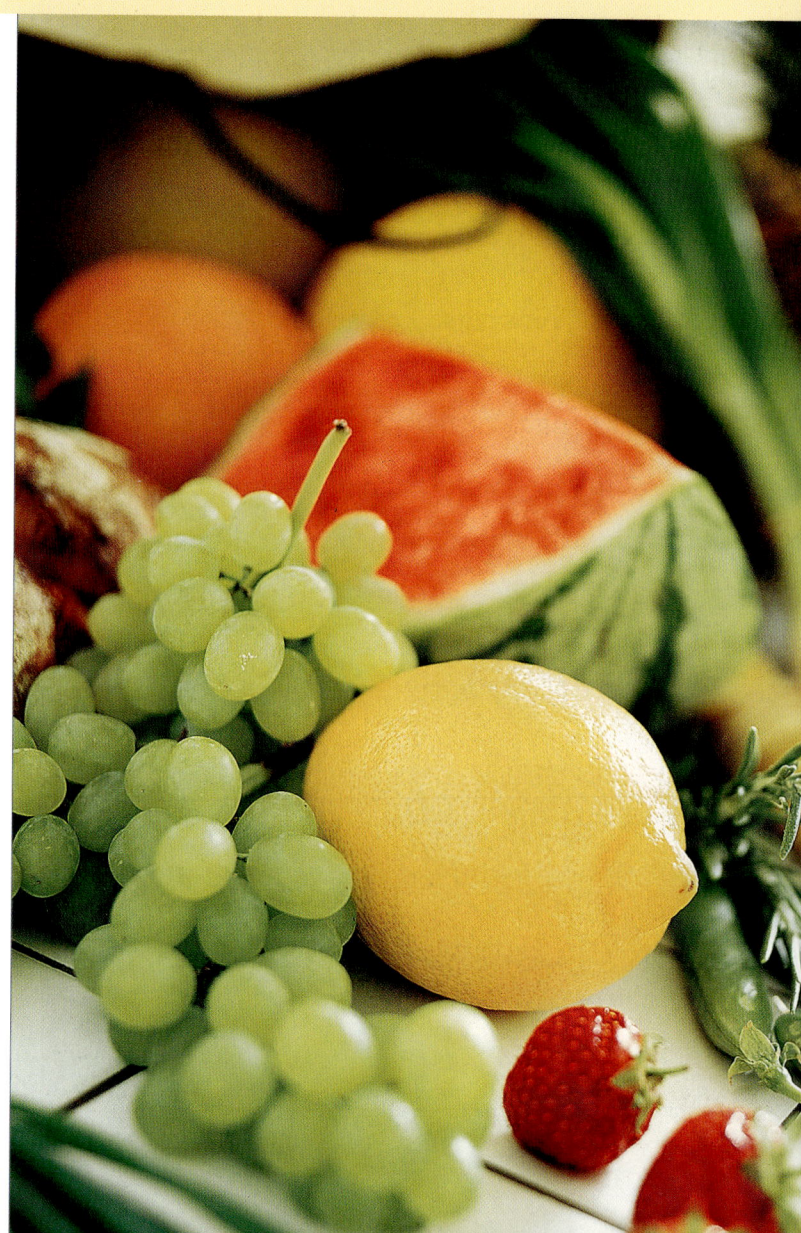

Auswahl richtig treffen

Das Meiden von milcheiweiß- und laktosehaltigen Produkten führt nicht zwangsläufig zu Mangelerscheinungen. Die in der Milch enthaltene Energie und die Nährstoffe können auch mit anderen Lebensmitteln bedarfsgerecht zugeführt werden. Allerdings bedarf es einer bewussten Auswahl der Lebensmittel. Durch eine abwechslungsreiche, vollwertige Essenszusammenstellung kann selbst eine adäquate Kalziumversorgung sichergestellt werden.

Kalzium und Vitamin D

Für die Aufnahme von Kalzium ist Vitamin D notwendig. Vitamin D kann über die Nahrung zugeführt werden, wird aber auch aus Vorstufen (Provitaminen) unter Einwirkung von Sonnenlicht vom Körper gebildet. Zu bedenken ist dabei, dass eine Überversorgung mit Kalzium genauso schlecht ist wie eine Unterversorgung und sich in Müdigkeit oder Muskelschwäche zeigen kann.

Täglich Kalzium zuführen

Für eine optimale Versorgung empfehlen Ernährungswissenschaftler die Aufnahmen folgender Kalziummengen pro Tag:

- ☐ Kinder: 600 bis 1000 mg
- ☐ Jugendliche (15 bis 19 Jahre): 1200 mg
- ☐ Erwachsene (19 bis 25 Jahre): 1000 mg
- ☐ Erwachsene (25 bis 51 Jahre): 1000 mg
- ☐ Erwachsene (über 51 Jahre): 1000 mg
- ☐ Schwangere und Stillende: 1000 mg

Es gibt viele schmackhafte Nahrungsmittel mit einem hohen Kalziumgehalt, die in den täglichen Speiseplan aufgenommen werden können. Eine Auflistung steht auf der folgenden Seite.

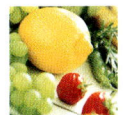

Info

Kalziumreiche Mineralwässer oder mit Kalzium angereicherte Fruchtsäfte ermöglichen auf bequeme Art, den Mineralstoff tagtäglich bedarfsdeckend aufzunehmen.

Kalziumgehalt in Milligramm pro 100 Gramm Lebensmittel

Sesam	783	Salzstangen, -brezeln	147
Ölsardinen (Dose)	354	Pistazienkerne	130
Mandeln	252	Schnittlauch, roh	129
Petersilie	245	Porree, roh	120
Grünkohl, roh	230	Spinat, tiefgefroren	120
Haselnüsse	225	Brokkoli, roh	113
Gartenkresse, roh	214	Salzheringe	112
Feigen, getrocknet	190	Bohnen, weiß	105
Lachs (Dose)	185	Sonnenblumenkerne	100
Löwenzahn	173	Fenchel	100
Grünkohl, gekocht	160	Weizenvollkornbrot	65

Spurenelemente

Die Versorgung mit Spurenelementen kann man durch die Auswahl verschiedener Lebensmittel gewährleisten.

☐ Eisen ist z. B. in Kalbfleisch, Hafer und Hirse, Vollkornbrot und Hülsenfrüchten sowie in Grünkohl, Spinat, Zucchini, Artischocken, Erbsen und Fenchel enthalten.

☐ Flour ist enthalten in Meeresfrüchten, Vollkornprodukten, Fisch, Fleisch, Sojabohnen und Walnüssen.

☐ Kupfer steckt in Vollkornbrot, Austern, Pilzen, Cashewkernen und Kokosnüssen.

☐ Mangan wird durch den Verzehr von Getreide, Reis, Hülsenfrüchten, Grüngemüse, Heidel- und Brombeeren, Nüssen sowie durch Schwarztee zugeführt.

☐ Jod ist bekanntermaßen in Fisch, Krusten- und Schaltieren, Algen und jodiertem Salz enthalten.

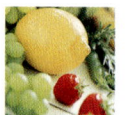

Info

Spurenelemente tragen zu Recht diesen Namen, da sie schon in winzigen Mengen ihre lebensnotwendigen Aufgaben erfüllen.

Vitamine

Viele wichtige Stoffwechselvorgänge sind auf das Vorhandensein von Vitaminen angewiesen. Ohne diese oft in winzigen Mengen wirksamen Substanzen können wir nicht gesund und leistungsfähig unseren Alltag gestalten. Es gibt wasserlösliche und fettlösliche Vitamine.

Versorgung mit Vitaminen

Vitamin	benötigte Tagesdosis	Lebensmittel
A	ca. 1,0 mg	Möhren, Spinat, Kohl, Fenchel
B1	ca. 1,1 mg	Schweinefilet, Sojabohnen, Pinienkerne, Weizenkeime
B2	ca. 1,3 mg	Hähnchenbrust, Schweinefleisch
B6	ca. 1,4 mg	Hühnerleber, frischer Lachs, Haferflocken
B12	ca. 3,0 µg	Rindersteak, Scholle
Folsäure	ca. 0,4 mg	Hühnerleber, Sojasprossen, weiße Bohnen
C	ca. 100 mg	Kiwi, Brokkoli, Paprika, rohe Kohlrabi, Blattsalat, Orangen
D	ca. 5,0 µg	Avocado, Heilbutt, Champignons; wird auch durch Sonnenlicht vom Körper selbst gebildet
E	ca. 13 mg	Sonnenblumenöl, Sojabohnen, Mandeln

Info

Alle fettlöslichen Vitamine (A, D, E und K) können nur verwertet werden, wenn das Essen gleichzeitig etwas Fett enthält.

Gute Alternativen

Wer Alternativen zu Kuhmilch sucht, sollte unbedingt einmal Amaranth und Quinoa ausprobieren. Sie gehören zu den bei uns eher weniger bekannten getreideähnlichen Arten, die lange in Vergessenheit geraten waren. Doch es ist erfreulich, dass immer mehr Menschen, besonders Nahrungsmittelallergiker, diese hochwertigen Körner kennen und schätzen lernen.

Amaranth, Quinoa und auch Buchweizen gehören zwar nicht wie die bekannten Getreidearten in die botanische Familie der Gräser, doch sie sind ebenso nahrhaft.

Amaranth

Amaranth ist nährstoffreicher und enthält mehr Eiweiß und Aminosäuren als die meisten Getreidearten, z. B. fünfmal mehr Kalzium als Weizen und doppelt so viel Magnesium. Die Wertigkeit des Amaranth-Eiweißes ist gar höher als die von Milch! Da Amaranth kein Klebereiweiß (Gluten) enthält, muss es für das Backen von Brot und Kuchen mit einem Getreide gemischt werden, dass glutenhaltig ist.

Energiegehalt und Inhaltsstoffe von Amaranth bezogen auf 100 Gramm Körner

Kilokalorien	369	Kalzium	214,0 mg
Eiweiß	15,8 g	Phosphor	582,0 mg
Fett (gesamt)	8,8 g	Magnesium	308,0 mg
mehrfach ungesättigte Fettsäuren	4,1 g	Eisen	9,0 mg
Kohlenhydrate	56,8 g	Vitamin B1	0,8 mg
Ballaststoffe	12,0 g	Vitamin B2	0,2 mg
Kalium	484,0 mg	Niazin	1,1 mg

Quinoa

Quinoa ist eine einjährige Krautpflanze aus der botanischen Familie der Gänsefußgewächse, die in den Hochtälern der südamerikanischen Anden auch da noch wächst, wo Getreide aufgrund der geographischen und klimatischen Bedingungen nicht mehr gedeiht. Wie Amaranth besitzen die winzigen, weißgelben Körnchen von Quinoa einen enorm hohen Eiweißgehalt. Durch den großen Anteil an den essenziellen Aminosäuren Lysin, Methionin und Cystin ist es für die menschliche Ernährung besonders hochwertig. Quinoa, auch Reismelde genannt, ist eine gute Alternative zu Reis und wird genauso gekocht. Zum Backen muss Quinoa mit dem Mehl von anderen Getreidesorten gemischt werden, denn es enthält nicht viel Klebereiweiß (Gluten). Am einfachsten ist es, dem Quinoamehl 25 Prozent Weizenmehl beizumischen. Die Blätter von Quinoa dienen in den Anbauländern als Salat oder Gemüse.

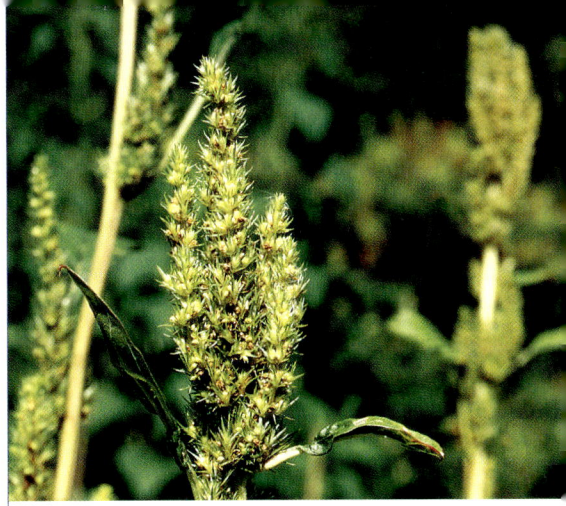

Amaranth wächst als Gartenfuchs-schwanz auch bei uns: Die dichten Büsche tragen große, ovale Blätter und Blütenrispen, die wie tiefrote »Fuchsschwänze« zu Boden hängen.

Energiegehalt und Inhaltsstoffe von Quinoa bezogen auf 100 Gramm Körner

Kilokalorien	338	Kalzium	80,0 mg
Eiweiß	14,8 g	Phosphor	328,0 mg
Fett (gesamt)	5,0 g	Magnesium	276,0 mg
mehrfach ungesättigte Fettsäuren	2,6 g	Eisen	8,0 mg
Kohlenhydrate	58,5 g	Vitamin B1	0,2 mg
Ballaststoffe	6,6 g	Vitamin B2	0,3 mg
Kalium	804,0 mg	Niazin	0,5 mg

Lebensmittelzusatzstoffe

Die Lebensmittelzusatzstoffe, die in allen Ländern der EU verwendet werden, müssen mit E(G)-Nummern (Verkehrsbezeichnung) gekennzeichnet und auf allen Etiketten der Produkte angegeben werden. Gemäß § 2 des Lebensmittel- und Bedarfsgegenständegesetzes sind es Stoffe, die dazu bestimmt sind, Lebensmitteln zugesetzt zu werden, um deren Beschaffenheit zu beeinflussen oder bestimmte Eigenschaften oder Wirkungen bei diesen Lebensmitteln zu erzielen.

Auf E-Nummern achten

Die Zusatzstoffe, die für Kuhmilchallergiker und Laktose-Intolerante von Bedeutung sind, weil sie weitere Allergien auslösen können, sind im Folgenden erklärt und aufgeführt. Sie sollten sich diese Zusatzstoffe und die entsprechenden E-Nummern merken oder notieren und beim Einkauf im Supermarkt beachten!

Milcheiweiß dient als Bindemittel in Wurstwaren, Brot, Kuchen, Gebäck, Obstsaft und Bonbons.

Farbstoffe

Sie werden in den meisten Fällen zum Verschönern von Lebensmitteln verwendet, etwa um verarbeitungsbedingte Farbverluste wie Ausbleichen zu verhindern. Ob ihre Verwendung wirklich notwendig ist, sei dahingestellt. Hier kann jeder selbst entscheiden, ob er solche Produkte kaufen will.

Konservierungsstoffe

Das sind Verbindungen, die den Verderb eines Lebensmittels verhindern. Für Allergiker absolut bedenklich sind hierbei Benzoesäure und Benzoate, weil sie mitverzehrt werden. Allerdings sei auch darauf hingewiesen, dass Benzoesäure von Natur aus in Lebensmitteln vorkommt (Gewürznelken, Heidelbeeren, Himbeeren, Johannisbeeren, Pflaumen und Preiselbeeren).

Antioxidanzien

Sie sind eine Untergruppe der Konservierungsmittel. Sie binden Sauerstoff und verhindern, dass fetthaltige Lebensmittel ranzig werden. Auf der Zutatenliste eines Produkts sind sie als »Antioxidationsmittel« deklariert.

Emulgatoren

Sie verbinden Wasser und Fett und verhindern damit z. B., dass Wurst »schwitzt« und unansehnlich wird. An und für sich bestehen gegen Emulgatoren keine gesundheitlichen Bedenken. Die Milchsäure (E 472b) sollte vermieden werden, da sie von Kuhmilchallergikern unter Umständen nicht vertragen wird.

Phosphat

Mit Phosphat als weiterem Zusatzstoff sollte so sparsam wie möglich umgegangen werden. Wir brauchen Phosphat als lebensnotwendige Substanz; jedoch sind so vielen Lebensmitteln Phosphate zugesetzt, dass die Aufnahme zu groß ist. Durch hormonelle Regulationsmechanismen kann es deshalb zur Freisetzung von Kalzium aus den Knochen und somit zu einer Knochenerweichung kommen. Phosphate sind etwa in Colagetränken oder Backpulver enthalten. (Weinsteinbackpulver hingegen ist phosphatfrei.)

Auf einen Blick

In der Übersicht auf der folgenden Seite sind den E-Nummern die Namen der entsprechenden Zusatzstoffe zugeordnet. Das hat einen praktischen Grund: Zwar kann man sich nicht immer alle E-Nummern merken, prägnante Namen wie »brillantschwarz« oder »chinolingelb« jedoch problemlos. Diese »Merk-Kombination« macht es beim Einkauf einfacher, die entsprechenden Produkte zu erkennen.

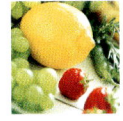

Info

Eine ausführliche Liste aller Zusatzstoffe ist bei den landesweiten Verbraucherberatungsstellen und beim Bund für Lebensmittelrecht und Lebensmittelkunde e. V. erhältlich.

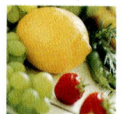

Info

Die E-Nummern sind drei-
stellige Zahlen, die in allen
EU-Ländern einheitlich sind
und trotz Sprachdifferenzen
Eindeutiges aussagen.

Zusatzstoffe, die Allergiker meiden sollten

Farbstoffe

E 102:   Tartrazingelb

E 104:   Chinolingelb

E 110:   Gelborange S

E 120:   Echtes Karmin (rot)

E 122:   Azorubin

E 123:   Amaranth (rot): Seit 1976 in den USA verboten!

E 124:   Cochenillerot A

E 151:   Brillantschwarz

E 160b: Bixin (orange)

Konservierungsstoffe

E 210 bis E 213:   Benzoesäure und Benzoate

E 214 bis E 219:   PHB-Ester und Verbindungen

E 220 bis E 228:   Schwefeldioxid und Sulfitverbindungen

Antioxidanzien

E 310:   Propylgallat

E 311:   Octylgallat

E 312:   Dodecylgallat

E 320:   Butylhydroxyanisol (BHA)

E 321:   Butylhydroxytuluol (BHT)

Emulgatoren

E 472b: Milchsäure

Kritisch betrachtet

Man kann über die Zusatzstoffe in Lebensmitteln geteilter Meinung sein. Doch die unglaubliche Menge an zugesetzten Stoffen, die sich in unseren Nahrungsmitteln wiederfindet, ist höchst bedenklich im Hinblick auf die Besorgnis erregende Entwicklung von Allergien und hinsichtlich des Trends, Nahrung möglichst natürlich zu belassen. Doch glücklicherweise ist es noch immer so, dass die Nachfrage das Angebot bestimmt. Wenn immer mehr Menschen – allen voran die Allergiker – Produkte mit endlos langen Listen von E-Nummern wieder ins Regal zurückstellen, ändert sich vielleicht das Verhalten der Hersteller.

Naturbelassene Nahrung

Ein Trost für uns alle: Es gibt auch noch Lebensmittel, die garantiert keine Zusatzstoffe enthalten. Der Vollständigkeit halber sind hier nun auch Milchprodukte aufgeführt – für diejenigen, die kleinste Mengen milchhaltiger Produkte vertragen.

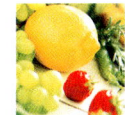

Info

Schnitt- und Hartkäse sind, herstellungstechnisch bedingt, praktisch laktosefrei. Es lohnt sich also auszutesten, ob Laktose-Intolerante nicht doch ein bisschen Käse vertragen.

Lebensmittel ohne Zusatzstoffe

Frische Buttermilch, Crème fraîche, Kefir ohne Früchte, Milch, Molke ohne Früchte, Naturjoghurt, Quark, Sauermilch ohne Früchte, saure Sahne, Eier, frische Kartoffeln, frisches Gemüse, Sprossen und Keime, frisches Obst (außer gewachsten Äpfeln oder oberflächenbehandelten Zitrusfrüchten und Bananen), frische Pilze, Hülsenfrüchte, Getreide, Getreideflocken, getrocknete Nudeln, Reis (jedoch nicht Schnellkochreis), Nüsse, Samen, reines Pflanzenöl (wobei raffiniertem Olivenöl Vitamin E zugesetzt werden darf), Honig, Kaffeepulver, natürliches Mineralwasser und Quellwasser.

Lebensmitteldeklaration

Nach den Richtlinien der EU sollen auf allen Produkten die Inhaltsstoffe einschließlich der E-Nummern vermerkt sein. Aber: Enthält ein Endprodukt beispielsweise die zusammengesetzte Zutat Margarine, so muss in der Zutatenliste ein Milchbestandteil nicht angegeben werden, wenn er weniger als 25 Prozent ausmacht. Kuhmilchallergiker und Laktose-Intolerante wissen in diesem Fall nicht, ob es sich um eine milchhaltige Margarine handelt. Nur wenige Firmen haben sich dazu entschlossen, eine freiwillige Volldeklaration vorzunehmen. Doch selbst dann ist Vorsicht geboten! Das Produkt am besten erst in kleinen Mengen austesten.

Die Zutatenliste bei jedem Einkauf neu zu lesen, das bleibt unvermeidbar, denn oftmals ändern Hersteller die Zutaten ihrer Produkte.

Milchzucker

Von der Deklarationspflicht gänzlich ausgenommen – und das ist eine üble Lücke in der Gesetzgebung – sind alle Trägerstoffe für Zusatzstoffe und Aromen, d. h. auch Milchzucker. Ein Anhaltspunkt mag sein, dass die Zutatenliste einer Lebensmittelpackung die Zutat mit dem höchsten Anteil an erster Stelle ausweist, alle weiteren Zutaten je nach verwendeter Menge in absteigender Reihenfolge. Eine Mengenangabe wird jedoch nicht gemacht. Wer also geringe Mengen von milchhaltigen Stoffen oder Milchzucker verträgt, kann entscheiden, ob er das Produkt ausprobiert. Stark Reagierende sollten aber auch diese Produkte nicht kaufen.

Um die Ecke denken

Namen, hinter denen sich Milcheiweiß und/oder Laktose verstecken, sind: Molkenprodukt, Süßmolke, Sauermolke, Kasein und Kaseinate.

Gen-Food

Von Experten wird befürchtet, dass gentechnisch veränderte Lebensmittel die Zahl der Nahrungsmittelallergiker erhöhen wird. Und dies nicht zu Unrecht, denn in den Genen ist die Bauanleitung für Eiweiße und andere Substanzen, einschließlich ihrer allergenen Eigenschaften enthalten. Arten von Obst und Gemüse beispielsweise, die für einen Allergiker immer gut verträglich waren, können nun durch Gentransfer neue Allergien hervorrufen.

Neuartige Lebensmittel

Seit 1997 gilt die von der EU verabschiedete Verordnung über neuartige Lebensmittel, die die Kennzeichnung von Lebensmitteln mit dem Hinweis regelt, ob sie aus gentechnisch verändertem Mais oder Soja hergestellt sind. Im internationalen Sprachgebrauch wird sie als » Novel-Food-Verordnung« bezeichnet. Sie regelt das Inverkehrbringen neuartiger Lebensmittel sowie deren Kennzeichnung. Angewendet wird sie auf Lebensmittel oder Lebensmittelzutaten, die bisher in der EU noch nicht in nennenswertem Umfang für den menschlichen Verzehr verwendet wurden. Dazu zählen all jene, die gentechnisch verändert wurden.

Seit 1998 gilt in Deutschland aber auch die Verordnung, dass ein Produkt mit dem Hinweis »ohne Gentechnik« versehen sein darf. Dann muss der Hersteller lückenlos nachweisen, dass sämtliche Zutaten gentechnikfrei hergestellt sind. Reformhäuser und Bioläden sind daran interessiert, auch in Zukunft gentechnikfreie Produkte anzubieten. Da das Personal kompetent ist, wird Ihnen der Einkauf dort Sicherheit geben.

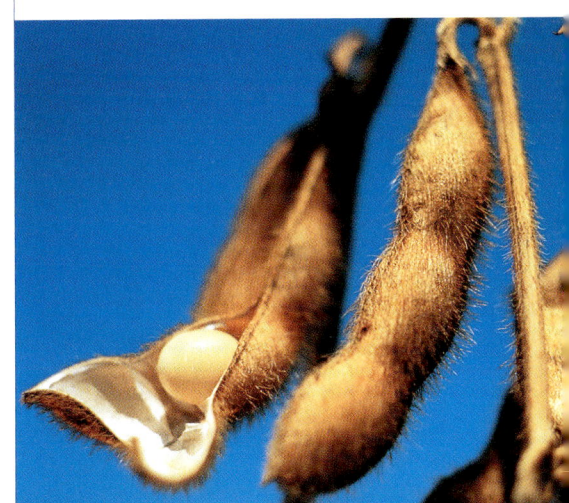

Die Sojabohne ist der Inbegriff für gentechnisch veränderte Lebensmittel geworden. Die so genannte Roundup-Ready-Sojabohne wurde 1994 in den USA und Kanada zugelassen und ist mittlerweile die weltweit am häufigsten angebaute gentechnisch veränderte Pflanze.

Rezepte ohne Milch und Milchprodukte

Gerade bei Kuhmilch-allergie oder Laktose-Intoleranz ist es von großem Vorteil, selbst zu kochen. So kann man sicher gehen, keine versteckten Zutaten in Fertigprodukten sowie Zusatzstoffe mit aufzunehmen. Obst und Gemüse aus biologischem Anbau sollten dabei ebenso selbstverständlich werden wie die Verwendung von einzelnen Gewürzen statt Mischgewürzen und Fertigsaucen.

In diesem Kapitel finden Sie einfache und raffinierte Rezepte für kleine und größere Gerichte, Saucen, Desserts und Gebäck, die der ganzen Familie schmecken.

Für Säuglinge und Kleinkinder

Bei der Umstellung vom Stillen auf Milchersatznahrung gibt es gute Alternativen zu Kuhmilch. Fläschchen auf der Basis von Mandel-, Reis- oder Hafermilch sowie Gemüsebreie werden gut vertragen. Bei Mahlzeiten auf Sojabasis muss man jedoch vorsichtig sein, denn Säuglinge mit Kuhmilchallergie reagieren häufig nach einiger Zeit auch auf Sojaeiweiß allergisch. Bei der Einführung der Beikost empfiehlt es sich, neue Lebensmittel nur einzeln und von Woche zu Woche einzuführen, um mögliche Allergien oder Unverträglichkeiten besser zu erkennen.

Getreidefläschchen

1 In einem Topf 200 Milliliter Wasser aufkochen.

2 Das Getreide unter Rühren in das kochende Wasser einrieseln lassen und 5 Minuten weiterkochen.

3 Mandelmus und nach Bedarf Honig unterrühren.

Zubereitungszeit: 10 Minuten

Für dieses Getreidefläschchen eignen sich Weizen, Dinkel, Hirse, Gerste, Hafer und Roggen.

Für 1 Flasche
1 EL frisch gemahlenes Getreide, so fein wie möglich
1 TL Mandelmus
1 TL Honig nach Bedarf

677 kJ/162 kcal, 3 g Eiweiß, 6 g Fett, 23 g Kohlenhydrate, 2 g Ballaststoffe, 0 mg Cholesterin

Mandelmilch

1 Die Mandeln kurz überbrühen und die Haut abziehen.

2 Mandeln, 300 Milliliter Wasser und Salz im Mixer miteinander fein pürieren.

Zubereitungszeit: 25 Minuten

Für 1 Flasche
100 g Mandeln
1 Prise Salz

2378 kJ/569 kcal, 19 g Eiweiß, 54 g Fett, 4 g Kohlenhydrate, 15 g Ballaststoffe, 0 mg Cholesterin

Für 1–2 Portionen
2 Kartoffeln
6 Blumenkohlröschen
milcheiweiß- und laktosefreie
Margarine

Bei 2 Portionen:
435 kJ/104 kcal, 3 g Eiweiß,
4 g Fett, 13 g Kohlenhydrate,
3 g Ballaststoffe, 0 mg Cholesterin

Kartoffel-Blumenkohl-Brei

1 Die Kartoffeln waschen, schälen und in kleine Stücke schneiden. Den Blumenkohl waschen.

2 In einem entsprechend großen Topf etwas Wasser aufkochen. Kartoffelstücke und Blumenkohlröschen einlegen und garen, bis alles fast zerfällt.

3 Wasser bis auf einen kleinen Rest abgießen und das Gemüse pürieren. Etwas Margarine unterrühren. Übrig gebliebenen Brei einfrieren.

Zubereitungszeit: 20 Minuten

Für 4 Portionen
120 g mageres Rindfleisch
1 Messerspitze Fenchelsamen
200 g Kartoffeln
400 g junge Möhren

363 kJ/87 kcal, 8 g Eiweiß,
1 g Fett, 10 g Kohlenhydrate,
4 g Ballaststoffe, 21 mg Cholesterin

Rindfleisch-Möhren-Brei

1 Rindfleisch unter kaltem Wasser kurz abspülen und in einen kleinen Topf mit Fenchelsamen und 1/2 Liter Wasser geben. Alles zum Kochen bringen, die Hitze reduzieren und das Fleisch etwa 30 Minuten bei schwacher Hitze kochen.

2 Die Kartoffeln waschen, schälen und in kleine Würfel schneiden. Die Möhren waschen, putzen, schälen und grob zerkleinern. Kartoffeln und Möhren zum Fleisch geben und etwa 10 Minuten mitgaren.

3 Den Topfinhalt abgießen und dabei die Brühe auffangen. Das Fleisch würfeln und mit dem Gemüse in eine Schüssel geben. Mit dem elektrischen Schneidstab pürieren und je nach Bedarf etwas Brühe zugießen.

Zubereitungszeit: 50 Minuten

Obstkompott

1 Die getrockneten Früchte in einen Topf geben und mit Wasser knapp bedecken. Einmal kurz aufkochen lassen, die Hitze reduzieren und das Obst zugedeckt bei schwacher Hitze etwa 25 Minuten kochen lassen.

2 In der Zwischenzeit die frischen Früchte waschen, schälen und die Kerngehäuse bzw. die Steine entfernen. Das Fruchtfleisch in kleine Stücke schneiden.

3 Das Frischobst zu den getrockneten Früchten geben und 10 Minuten mitdünsten.

4 Das Obstkompott pürieren und durch ein feines Sieb streichen, um alle festen Teile zu entfernen.

Zubereitungszeit: 45 Minuten

Für 8 Portionen

je 20 g getrocknete Aprikosen, Pfirsiche und Pflaumen
1/2 Apfel und 1/2 Birne oder
1–2 frische Aprikosen

105 kJ/25 kcal, 0,4 g Eiweiß,
0,1 g Fett, 5 g Kohlenhydrate,
1 g Ballaststoffe, 0 mg Cholesterin

Das Obstkompott kann gegen Ende des ersten Lebensjahres als Zwischenmahlzeit gefüttert werden.

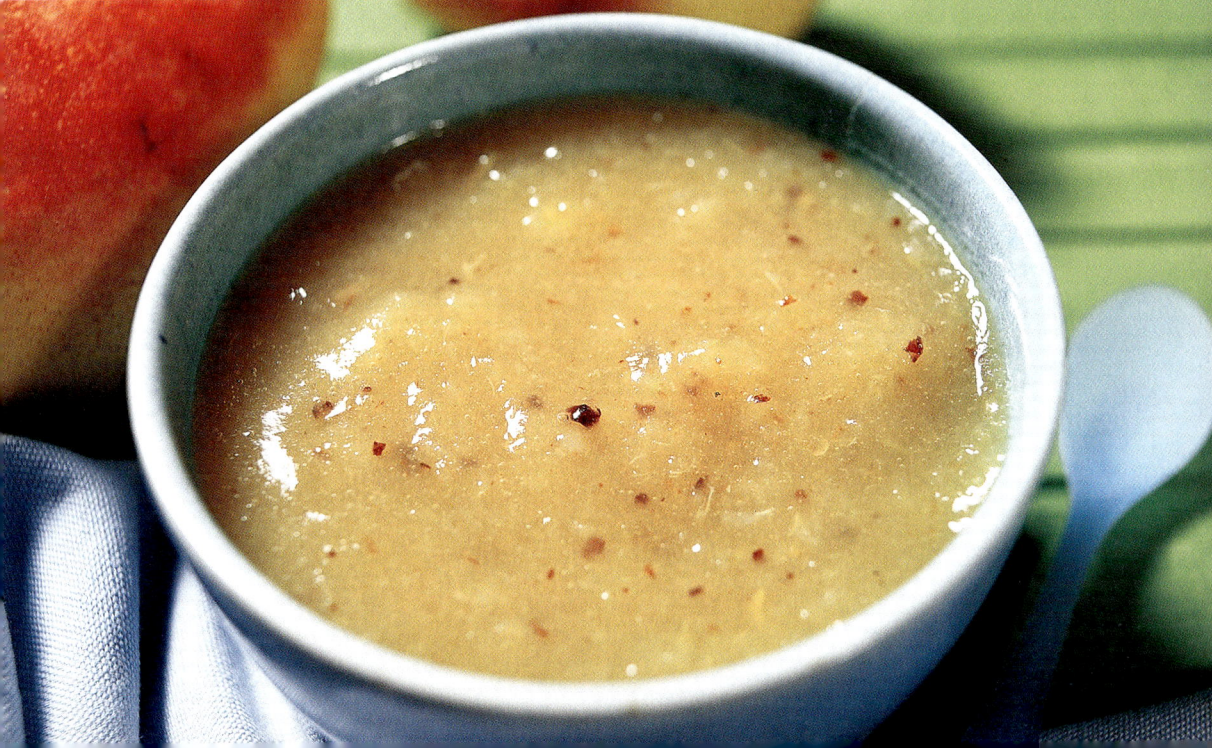

Vorspeisen und kleine Gerichte

Wer auf Kuhmilch und alle aus ihr hergestellten Produkte verzichten muss, der sollte eiweiß- und kalziumreiche Lebensmittel wählen. Aus frischen Zutaten der Saison und Eiern, gewürzt mit Kräutern und Gewürzen, lassen sich viele Gerichte zaubern, die der ganzen Familie schmecken. Auf Fertigsaucen sollte man allerdings verzichten.

Garnelen versorgen Sie mit leicht verdaulichem Eiweiß und dem wichtigen Mineralstoff Jod. In Knoblauch gebraten, sind sie mit einem knackigen Salat ein mediterraner Genuss.

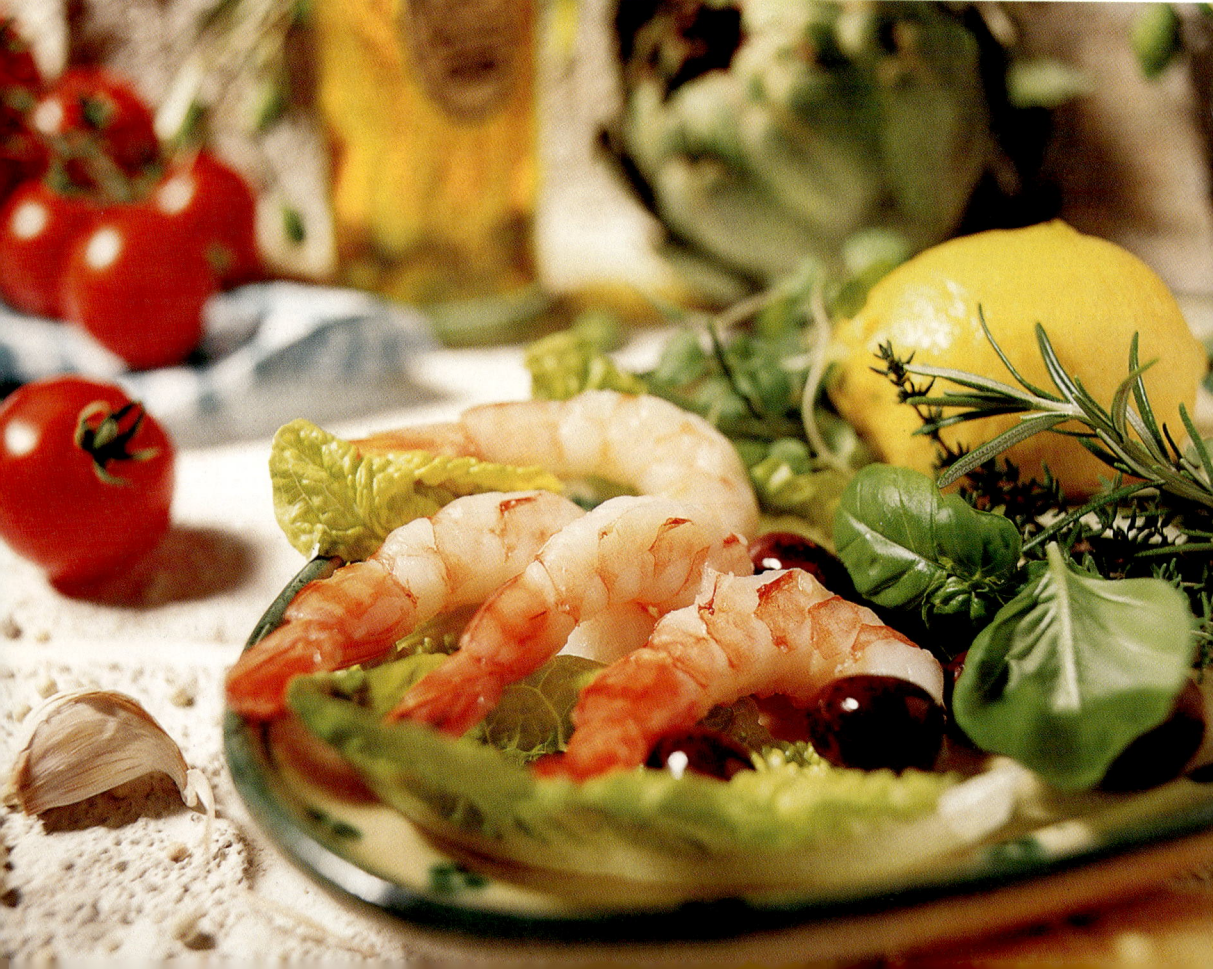

Salatteller mit Knoblauchgarnelen

1 Essig, Zucker, Salz und Pfeffer verrühren, dabei nach und nach das Öl darunter schlagen.

2 Zitrone waschen, trockenreiben und in Spalten schneiden. Zwiebel abziehen und in Ringe schneiden. Tomaten waschen, Stielansätze entfernen und die Früchte vierteln. Artischocken-herzen abtropfen lassen und eventuell halbieren. Salat putzen, waschen und in mundgerechte Stücke zupfen.

3 Die vorbereiteten Salatzutaten mit den Oliven auf Tellern anrichten. Das Dressing über den Salat träufeln.

4 Knoblauch abziehen und in dünne Scheiben schneiden. Das Öl erhitzen und Knoblauch und Garnelen darin unter Wenden etwa 1 Minute braten. Auf dem Salat anrichten.

Zubereitungszeit: 25 Minuten

Für 4 Portionen
Dressing
4 EL Essig
etwas Zucker
Salz, weißer Pfeffer
4 EL Öl
Salat
1 unbehandelte Zitrone
1 kleine Gemüsezwiebel
4 mittelgroße Tomaten
1 Glas Artischockenherzen (345 g)
einige Blätter Kopfsalat
(z. B. Römersalat)
12 schwarze Oliven
Knoblauchgarnelen
1 Knoblauchzehe
2 EL Öl
8 gekochte, geschälte Riesengarnelen

961 kJ/230 kcal, 7 g Eiweiß,
18 g Fett, 8 g Kohlenhydrate,
9 g Ballaststoffe, 31 mg Cholesterin

Kartoffelpuffer mit Spargel und Lachs

1 Spargel waschen, schälen und die Enden abschneiden. Wasser mit Salz und Zucker aufkochen und den Spargel darin etwa 15 Minuten garen. Herausnehmen und stückeln.

2 Zitronensaft, Senf, 2 Esslöffel Spargelfond, Salz, Pfeffer und Öl zu einem Dressing verrühren. Spargel unterziehen.

3 Kartoffeln waschen, schälen und grob raspeln. Mit Ei, Stärkemehl und Haferflocken mischen, salzen und pfeffern. 12 Kartoffelpuffer formen und in Margarine ausbraten.

4 Spargel, Kartoffelpuffer und Lachs auf Tellern anrichten.

Zubereitungszeit: 1 Stunde 30 Minuten

Für 4 Portionen
500 g weißer Spargel
Salz, 1 Prise Zucker
Saft von 1/2 Zitrone
2 EL körniger Senf
frisch gemahlener Pfeffer
5 EL Öl
500 g neue Kartoffeln
1 Ei, 1 EL Stärkemehl
3 EL Vollkornhaferflocken
2 EL milcheiweiß- und laktosefreie Margarine
4 Scheiben Räucherlachs

1505 kJ/360 kcal, 12 g Eiweiß,
22 g Fett, 28 g Kohlenhydrate,
5 g Ballaststoffe, 67 mg Cholesterin

Für 4 Portionen
1 Beutel getrocknete Steinpilze (10 g)
1/2 Bund Petersilie
1 Knoblauchzehe
75 g weiche, milcheiweiß- und
laktosefreie Margarine
Salz, weißer Pfeffer
12 mittelgroße Champignons

*610 kJ/146 kcal, 2 g Eiweiß,
15 g Fett, 1 g Kohlenhydrate,
2 g Ballaststoffe, 0 mg Cholesterin*

Gefüllte Champignons mit Steinpilzen

1 Steinpilze kalt abspülen. Mit 1/8 Liter heißem Wasser überbrühen und 30 Minuten quellen lassen.

2 In der Zwischenzeit Petersilie waschen, trockenschwenken und die Blättchen, bis auf einige zum Garnieren, fein hacken.

3 Den Knoblauch abziehen und fein hacken. Petersilie und Knoblauch mit der Margarine verrühren. Mit Salz und Pfeffer kräftig würzen.

4 Den Backofen auf 200 °C (Umluft 180 °C, Gas Stufe 3–4) vorheizen.

5 Champignons mit Küchenpapier abreiben und putzen. Stiele herausdrehen und fein würfeln. Steinpilze abtropfen lassen und mit den gewürfelten Stielen mischen.

6 Champignonköpfe in eine feuerfeste Form setzen. Mit der Pilzmischung füllen. Knoblauch-Kräuter-Margarine darauf verteilen.

7 Die Pilze im heißen Backofen 15 bis 20 Minuten backen. Je 3 Pilze auf einem Teller anrichten und mit der restlichen Petersilie garnieren.

Zubereitungszeit: 40 Minuten
+ 15–20 Minuten backen

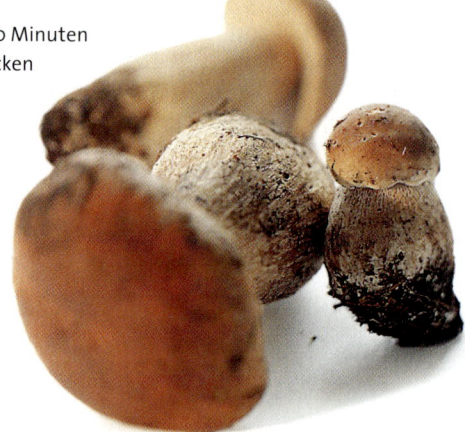

Der Steinpilz ist einer der edelsten Pilze und hat ein unvergleichliches Aroma. Außerhalb der Pilzsaison können getrocknete Steinpilze verwendet werden.

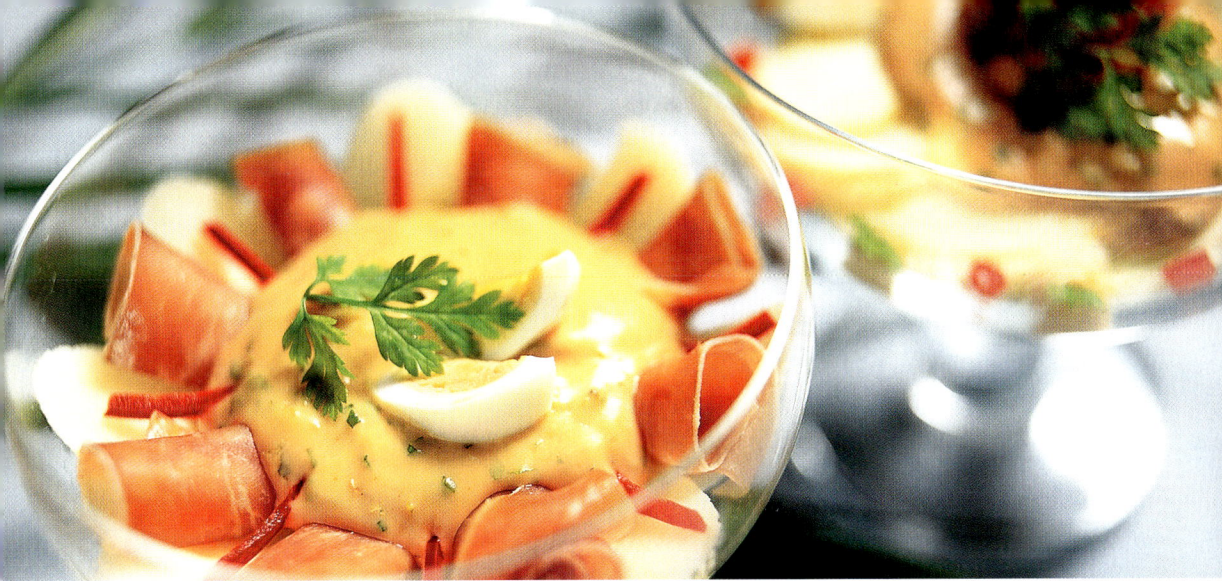

Der Palmenherzencocktail ist eine raffinierte Variante des klassischen Krabbencocktails.

Palmenherzencocktail

1 Die Palmenherzen abtropfen lassen, in 1/2 Zentimeter dicke Scheiben schneiden und in eine Schüssel geben. Das Öl mit dem Essig und dem Salz verrühren. Die Sauce unter die Palmenherzen mischen und diese zugedeckt bei Raumtemperatur etwa 40 Minuten marinieren lassen.

2 Den Schinken von den Fetträndern befreien und in kleine Würfel schneiden. Die Wachteleier abtropfen lassen.

3 Vier Schälchen im Gefrierschrank kühl stellen.

4 Die Mayonnaise mit dem Senf und dem Tomatenketchup verrühren. Die Kräuter waschen, trockenschwenken und klein schneiden. 4 Wachteleier klein hacken. Die Kräuter und die klein gehackten Eier unter die Mayonnaisemischung rühren.

5 Die marinierten Palmenherzen in die gekühlten Schälchen füllen, die Schinkenwürfel darüber streuen und das Dressing darauf verteilen. Jede Portion mit 3 Wachteleiern verzieren.

Zubereitungszeit: 55 Minuten

Für 4 Portionen

Salat
400 g Palmenherzen (Palmenmark)
aus der Dose
4 EL Olivenöl
2 EL Weinessig
1 Messerspitze Salz
100 g roher Schinken am Stück
12 Wachteleier aus dem Glas

Dressing
2 EL Mayonnaise (siehe Seite 79)
1/2 TL Senf
1 TL Tomatenketchup (siehe Seite 80)
1/2 Bund Kerbel
1/2 Bund Estragon
4 Wachteleier aus dem Glas

1070 kJ/256 kcal, 8 g Eiweiß,
22 g Fett, 7 g Kohlenhydrate,
4 g Ballaststoffe, 33 mg Cholesterin

Für 4 Portionen
8 Eier
60 g milcheiweiß- und laktosefreie
Margarine

1225 kJ/293 kcal, 16 g Eiweiß,
26 Fett, 1 g Kohlenhydrate,
0 g Ballaststoffe, 475 mg Cholesterin

Schaumomelett

1 Die Eier trennen. Die Eigelbe mit 8 Esslöffel Wasser schaumig schlagen. Eiweiß zu Eischnee steif schlagen. Den Eischnee unter die Eigelbmasse ziehen.

2 In einer großen Pfanne mit Deckel die Margarine zerlaufen lassen und die Eimasse hineingießen. Den – möglichst erhitzten – Deckel auflegen und die Eimasse bei schwacher Hitze etwa 10 Minuten ohne Umrühren backen. Das fertige Omelett darf oben und innen nicht mehr feucht sein.

3 Das Omelett zusammenklappen und sofort servieren.

Zubereitungszeit: 20 Minuten

Für 4 Portionen
1 große Zwiebel
1 Knoblauchzehe
2 grüne Paprikaschoten
1 rote Paprikaschote
500 g Tomaten
2 EL Olivenöl
Salz, frisch gemahlener Pfeffer
8 Eier
6 EL Mineralwasser
1 EL gehackte Petersilie

1271 kJ/304 kcal, 19 g Eiweiß,
20 g Fett, 11 g Kohlenhydrate,
7 g Ballaststoffe, 475 mg Cholesterin

Katalanische Eierpfanne

1 Zwiebel und Knoblauch abziehen und fein hacken.

2 Die Paprikaschoten waschen, Stielansätze, Kerne und Trennwände entfernen und das Fruchtfleisch in Streifen schneiden.

3 Die Tomaten mit kochendem Wasser überbrühen, abziehen und das Fruchtfleisch klein schneiden.

4 Das Öl erhitzen und Zwiebel und Knoblauch darin glasig werden lassen. Paprikastreifen zufügen und mitdünsten. Tomaten einrühren, salzen und pfeffern.

5 Eier, Mineralwasser, Salz und Pfeffer miteinander verquirlen. Die Eimasse über das Gemüse gießen und bei schwacher Hitze stocken lassen.

6 Die Eierpfanne vor dem Servieren mit Petersilie bestreuen.

Zubereitungszeit: 35 Minuten

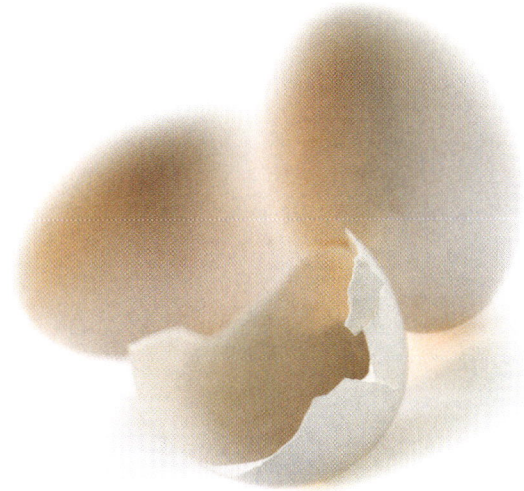

Eier sind besonders wertvolle Protein-lieferanten. Ihr Eiweiß besitzt eine hohe biologische Wertigkeit.

Süßsaure Paprikaeier

1 Die Eier wachsweich kochen, kalt abschrecken, pellen und in eine Schüssel geben.

2 Die Zwiebeln abziehen und in Scheiben schneiden. Die Paprikaschoten waschen, Stielansätze, Kerne und Trennwände entfernen und das Fruchtfleisch in Streifen schneiden.

3 Die Margarine erhitzen und die Zwiebeln darin bei schwacher Hitze glasig dünsten. Die Paprikastreifen zufügen und kurz mitdünsten.

4 Die Orange auspressen und mit Tomatenketchup und Weißwein unter das Gemüse rühren. Alles bei mittlerer Hitze 6 bis 8 Minuten kochen. Mit Salz, Pfeffer, Currypulver, Paprikapulver, Essig und Zucker süßsauer würzen.

5 Die Kräuter unterziehen und die Paprikamischung auf den Eiern verteilen. Vollständig abkühlen lassen und erst dann servieren.

Zubereitungszeit: 40 Minuten + 30 Minuten abkühlen

Für 4 Portionen

8 Eier
2 Zwiebeln
1 rote Paprikaschote
1 grüne Paprikaschote
2 EL milcheiweiß- und laktosefreie Margarine
1 Orange
1 Tasse Tomatenketchup
(siehe Seite 80)
1 Glas Weißwein
Salz, frisch gemahlener Pfeffer
1 TL Currypulver
1 TL Paprikapulver
etwas Essig
1 Prise Zucker
1/2 Tasse gehackte, frische Kräuter

1588 kJ/380 kcal, 19 g Eiweiß, 22 g Fett, 21 g Kohlenhydrate, 5 g Ballaststoffe, 475 mg Cholesterin

Für 4 Portionen
500 g Langkornreis
Salz
2 Stangen Porree (etwa 400 g)
1 große Dose Ananasstücke
1 kleine Dose Mandarin-Orangen
350 g Mayonnaise (siehe Seite 79)
frisch gemahlener Pfeffer
Currypulver
Chilipulver

*5309 kJ/1270 kcal, 12 g Eiweiß,
77 g Fett, 132 g Kohlenhydrate,
4 g Ballaststoffe, 112 mg Cholesterin*

*Der Curry-Reis-Salat lässt sich gut
mitnehmen und ist daher ideal
für die Mittagspause im Büro.*

Curry-Reis-Salat

1 Reis in kochendem Salzwasser etwa 15 Minuten garen, abgießen und abtropfen lassen.

2 Inzwischen den Porree waschen, putzen und in feine Ringe schneiden. In wenig kochendem Salzwasser 3 Minuten blanchieren, herausnehmen und abtropfen lassen.

3 Ananas und Mandarin-Orangen abtropfen lassen und dabei die Säfte auffangen. Die Säfte vermischen.

4 Mayonnaise mit 100 Milliliter Saft verrühren. Mit Salz, Pfeffer, Curry- und Chilipulver würzen.

5 Reis, Porree, Ananas und Mandarin-Orangen mit der Sauce mischen. Zugedeckt etwa 30 Minuten ziehen lassen. Mit Curry- und Chilipulver bestauben.

Zubereitungszeit: 25 Minuten + 30 Minuten durchziehen

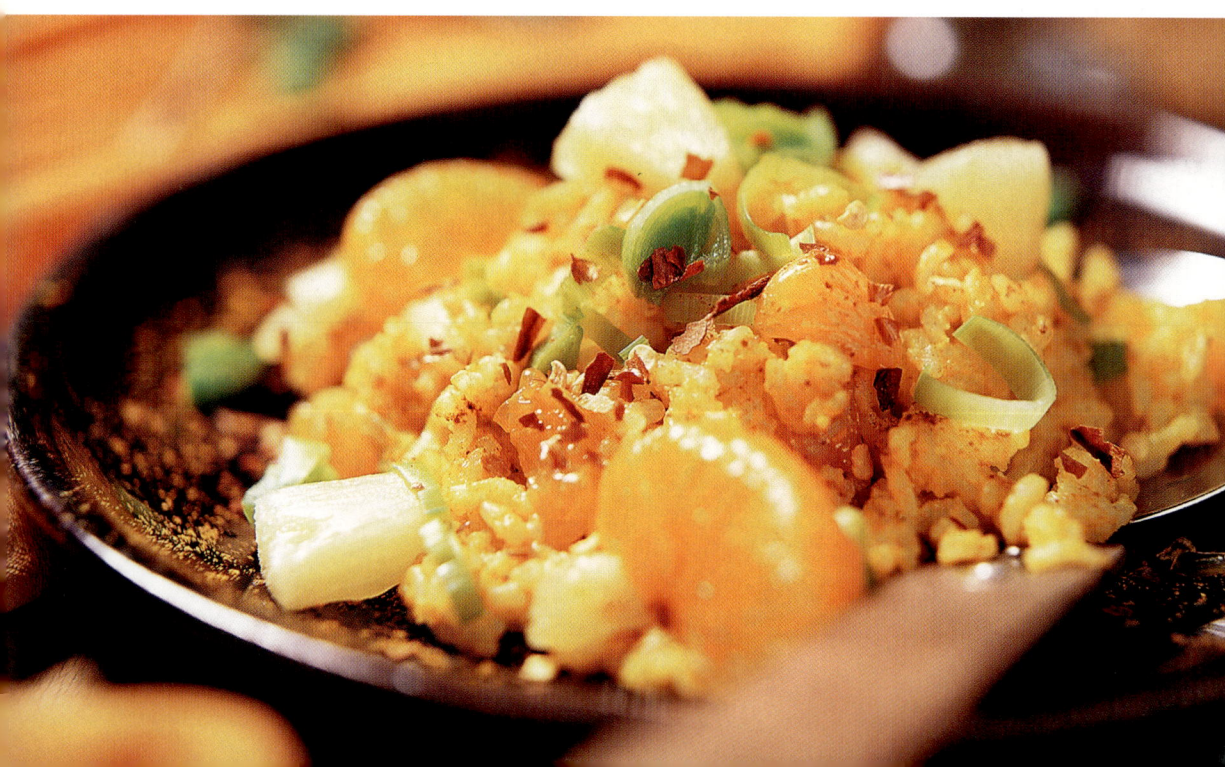

Eiersalat Hawaii

1 Eier in 10 Minuten hart kochen, mit kaltem Wasser abschrecken, pellen und vierteln.

2 Ananas- und Spargelstücke getrennt voneinander abtropfen lassen, dabei die Flüssigkeiten auffangen.

3 Aus Mayonnaise, 3 Esslöffel Ananassaft und 1 Esslöffel Spargelflüssigkeit eine Sauce rühren und mit Salz und Currypulver würzen.

4 Eier, Ananas und Spargel unter die Sauce heben.

5 Den Salat einige Stunden kühl stellen. Vor dem Servieren nach Bedarf nachwürzen.

Zubereitungszeit: 20 Minuten + einige Stunden kühlen

Für 4 Portionen
8 Eier
500 g Ananasstücke aus der Dose
500 g Spargelstücke aus der Dose
2 EL Mayonnaise (siehe Seite 79)
Salz
Currypulver

1568 kJ/375 kcal, 18 g Eiweiß,
20 g Fett, 29 g Kohlenhydrate,
3 g Ballaststoffe, 482 mg Cholesterin

Thunfischsalat

1 Eier in 10 Minuten hart kochen, mit kaltem Wasser abschrecken, pellen und in kleine Würfel schneiden.

2 In der Zwischenzeit den Thunfisch mit einer Gabel zerpflücken und in einem Sieb abtropfen lassen.

3 Die Gurken in kleine Würfel schneiden. Die Zwiebeln abziehen und fein hacken.

4 Die vorbereiteten Zutaten mit der Mayonnaise vermischen. Mit Salz und Pfeffer abschmecken.

Zubereitungszeit: 25 Minuten

Tipp Wer diesen Salat kalorienärmer haben möchte, der kann beim Einkauf statt zu Thunfisch in Öl auch zu den Dosen greifen, in denen Thunfisch in Wasser eingelegt ist.

Für 4 Portionen
8 Eier
4 kleine Dosen Thunfisch in Öl
8 saure Gurken
5–6 Zwiebeln
400 g Mayonnaise (siehe Seite 79)
Salz, frisch gemahlener Pfeffer

3461 kJ/828 kcal, 29 g Eiweiß,
75 g Fett, 10 g Kohlenhydrate,
2 g Ballaststoffe, 569 mg Cholesterin

Für 4 Portionen

2 Eier
1 kleine Zwiebel
1 Knoblauchzehe
2 EL kaltgepresstes Olivenöl
50 g schwarze Oliven
1 TL Kapern
1 vollreife Tomate (etwa 100 g)
1 Bund Petersilie
Salz, weißer Pfeffer aus der Mühle

736 kJ/176 kcal, 5 g Eiweiß,
15 g Fett, 5 g Kohlenhydrate,
2 g Ballaststoffe, 119 mg Cholesterin

Ei-Oliven-Brotaufstrich

1 Die Eier in 10 Minuten hart kochen und mit kaltem Wasser abschrecken.

2 Zwiebel und Knoblauch abziehen und fein hacken. Das Öl erhitzen und die Zwiebel- und Knoblauchwürfel darin glasig braten. Die Mischung auskühlen lassen.

3 Die Oliven entsteinen und fein hacken. Die Kapern ebenfalls fein hacken.

4 Die Tomate mit kochendem Wasser überbrühen, abziehen und halbieren. Stielansatz und Kerne entfernen und das Fruchtfleisch würfeln.

5 Die Petersilie waschen, trockenschwenken und fein hacken.

6 Alle zerkleinerten Zutaten in einer Schüssel gut vermengen. Die Eier pellen. Eiweiß abtrennen, fein hacken und zufügen. Die Eigelbe durch ein Sieb dazustreichen. Den Aufstrich mit Salz und Pfeffer pikant abschmecken.

Zubereitungszeit: 40 Minuten

Frisch gepflückte Oliven sind
ungenießbar. Deshalb werden sie
vor dem Verkauf einer Milch-
säuregärung unterzogen und
dann in Salzlake oder Öl eingelegt.

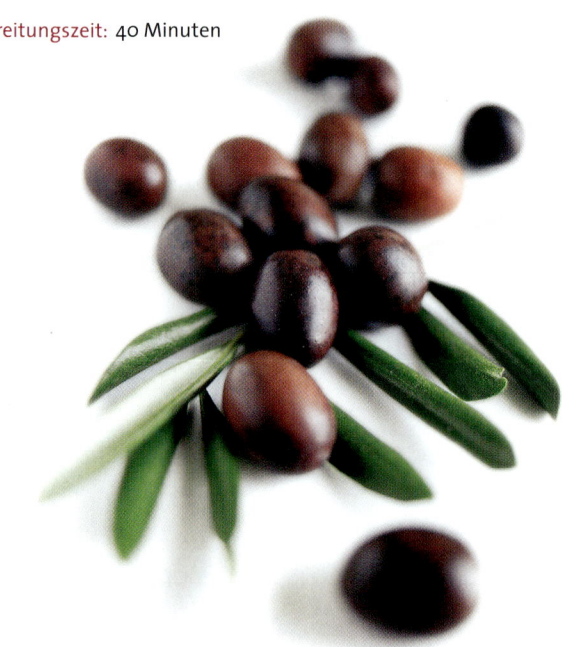

Lachs-Tatar-Happen

1 Eier in 10 Minuten hart kochen, mit kaltem Wasser abschrecken, pellen und klein schneiden.

2 Lachs in feine Würfel schneiden. Die Zitrone auspressen. Lachs mit Zitronensaft und Zitronenpfeffer würzen.

3 Die Salatblätter und den Dill waschen, putzen, trocken-schwenken und klein zupfen.

4 Pumpernickel dünn mit Margarine bestreichen und mit Salat und Lachs-Tatar belegen. Mit Eistückchen, Kaviar und Dill garnieren.

Zubereitungszeit: 40 Minuten

Tipp Diese skandinavisch anmutende Geschmackskombination ist nicht nur für Kuhmilchallergiker oder Laktose-Intolerante empfehlenswert. Die kleinen Häppchen eignen sich auch für festliche Anlässe, denn sie lassen sich gut vorbereiten und passen hervorragend zu Sekt, Wein oder Bier.

Für 20 Portionen
2 kleine Eier
400 g Räucherlachs
1 Zitrone
1/2 TL Zitronenpfeffer
einige Blätter Kopfsalat
Dill zum Garnieren
20 runde Pumpernickelscheiben
50 g milcheiweiß- und laktosefreie Margarine
25 g deutscher Kaviar

82 kJ/20 kcal, 1 g Eiweiß,
1 g Fett, 1 g Kohlenhydrate,
0 g Ballaststoffe, 9 mg Cholesterin

Knoblauch»butter«

1 Den Knoblauch abziehen und fein hacken.

2 Alle Zutaten mit den Quirlen des Handrührgeräts schaumig schlagen.

Zubereitungszeit: 20 Minuten

Tipp Diese »Butter« ist zum Einfrieren bestens geeignet. Weil sie so wunderbar schmeckt und sehr vielseitig einzusetzen ist, empfiehlt es sich, immer einen Vorrat davon in der Tiefkühltruhe zu haben.

Für 10 Portionen
10–12 Knoblauchzehen
375 g milcheiweiß- und laktosefreie Alsan-Margarine aus dem Bioladen
1 EL Zitronensaft
Salz, frisch gemahlener Pfeffer
gehackte Petersilie

1150 kJ/275 kcal, 1 g Eiweiß,
30 g Fett, 1 g Kohlenhydrate,
0 g Ballaststoffe, 0 mg Cholesterin

Suppen und Eintöpfe

Im Handumdrehen ist aus wenigen Zutaten eine herzhafte Tomatensuppe zubereitet – garantiert ohne unerwünschte Zusatzstoffe.

Ob vegetarisch oder mit Fleisch, Zubereitungen aus einem Topf lassen geschmacklich keine Wünsche offen. Sie kommen ohne Milch und Milchprodukte aus und vertragen eine kräftige Würzung, die ganz individuell ausfallen kann.

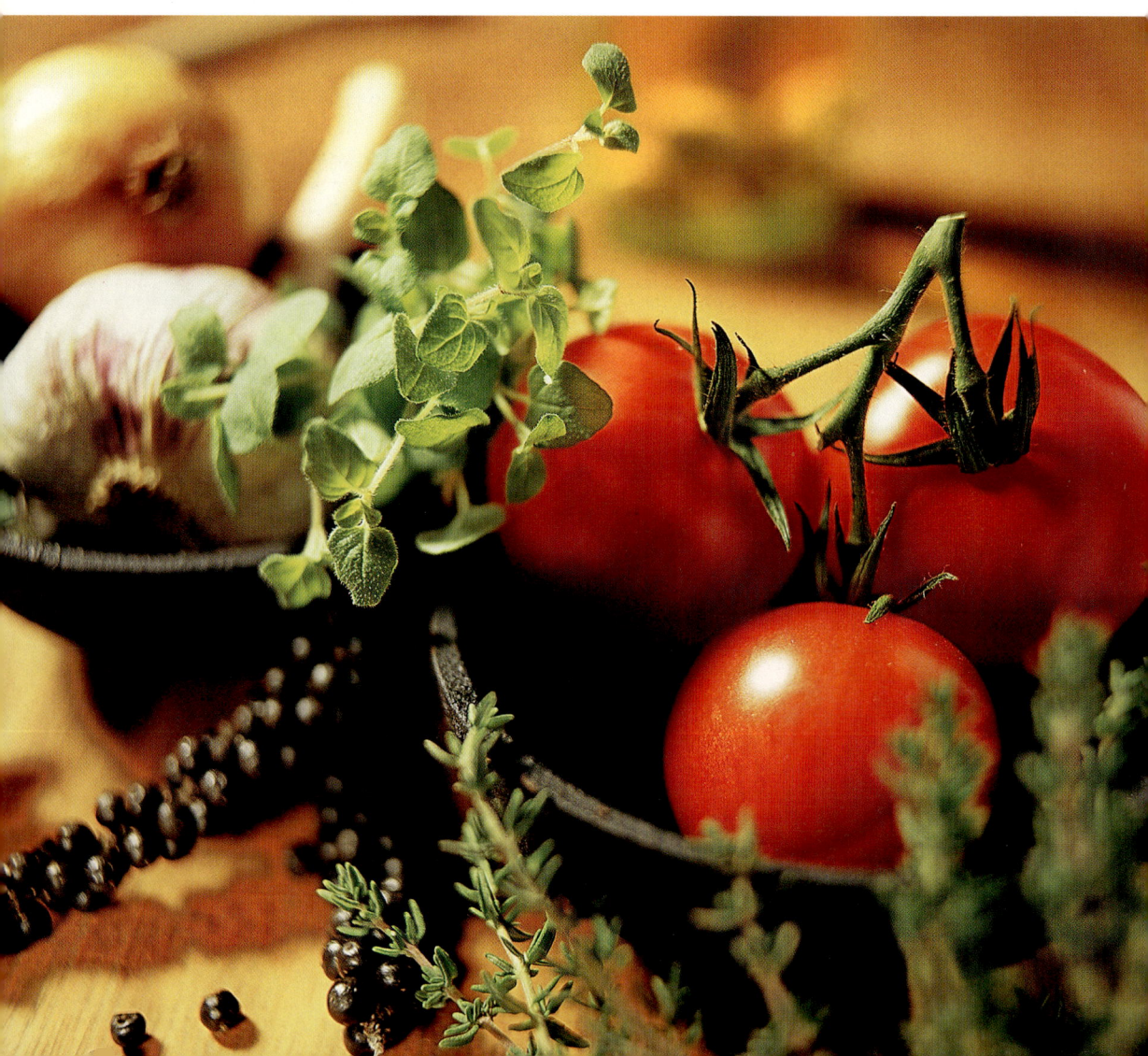

Herzhafte Tomatensuppe

1 Zwiebel und Knoblauch abziehen und fein hacken. Das Öl erhitzen und Zwiebel- und Knoblauchwürfel darin kurz anbraten. Zugedeckt bei schwacher Hitze 5 Minuten dünsten.

2 Zunächst nur die Tomaten aus der Dose ohne Flüssigkeit zugeben und mit einem Holzlöffel zerdrücken. Den Tomatensaft aufgießen und Salz, Gewürze, Zitronensaft und Zucker einrühren.

3 Die Suppe bei leicht geöffnetem Deckel kochen. Je nach Saftmenge etwas Wasser nachfüllen.

4 Vor dem Servieren den Gin einrühren; die Suppe darf dann nicht mehr kochen.

Zubereitungszeit: 20 Minuten

Für 4 Portionen
1 Zwiebel
1 Knoblauchzehe
3 EL Öl
1 Dose geschälte Tomaten (800 g)
1 TL Salz
1 TL frisch gemahlener Pfeffer
1 TL Oregano
1/2 TL Thymian
1 EL Zitronensaft
1 TL Zucker
4 EL Gin

698 kJ/164 kcal, 2 g Eiweiß,
9 g Fett, 8 g Kohlenhydrate,
2 g Ballaststoffe, 0 mg Cholesterin

Blumenkohlsuppe mit Krabben

1 Blumenkohl waschen, putzen und grob schneiden. Zwiebel abziehen und klein hacken. Die Margarine bei schwacher Hitze erwärmen und Blumenkohl und Zwiebel darin anbraten. Mit Mehl bestauben, mit Weißwein ablöschen und die Gemüsebrühe zugießen. 15 Minuten kochen lassen.

2 Die Suppe mit Salz und Muskatnuss würzen, von der Kochstelle nehmen und fein pürieren.

3 Die Kräuter waschen, trockenschwenken und fein hacken. Das Olivenöl in einer Pfanne erhitzen und die Krabben darin anbraten. Die Kräuter darunter mischen.

4 Die Suppe auf Teller verteilen und die gewürzten Krabben einlegen.

Zubereitungszeit: 55 Minuten

Für 4 Portionen
Suppe
1 kleiner Blumenkohl
1 Zwiebel
3 EL milcheiweiß- und laktosefreie Margarine
3 EL Mehl
100 ml Weißwein
400 ml milcheiweiß- und laktosefreie Gemüsebrühe
Salz
frisch geriebene Muskatnuss
Einlage
1 Bund gemischte Kräuter
(z. B. Petersilie, Estragon, Kerbel)
1 EL Olivenöl
150 g Nordseekrabben

1104 kJ/264 kcal, 11 g Eiweiß,
17 g Fett, 13 g Kohlenhydrate,
3 g Ballaststoffe, 52 mg Cholesterin

Für 4 Portionen

50 g durchwachsener Räucherspeck
1 Möhre
1 Stange Porree
1/4 Sellerieknolle
1/2 Petersilienwurzel
750 g Wildfleisch (Reh oder Hirsch)
einige Tropfen Tabasco
1 TL Salz
5 Wacholderbeeren
2 Lorbeerblätter, 1/4 TL Thymian
150 g Pfifferlinge
etwas milcheiweiß- und laktosefreie
Margarine
1 EL gehackte Petersilie
1/4 l Burgunder Rotwein

1200 kJ/287 kcal, 45 g Eiweiß,
6 g Fett, 5 g Kohlenhydrate,
6 g Ballaststoffe, 119 mg Cholesterin

Burgunder Wildsuppe

1 Den Speck klein würfeln und in einer Pfanne auslassen.

2 Gemüse waschen und putzen bzw. schälen. Möhre in Stifte, Porree in Scheiben, Sellerieknolle und Petersilienwurzel in große Würfel schneiden. Das Fleisch klein würfeln.

3 Gemüse zum Speck geben und kräftig anbraten. Fleisch zufügen und kurz, aber kräftig anbraten. 1 1/2 Liter Wasser zugießen und würzen. Suppe bei schwacher Hitze mindestens 2 Stunden kochen lassen. Bei Bedarf Wasser nachgießen.

4 Pfifferlinge putzen und in Margarine andünsten. Zusammen mit Petersilie und Wein in die Suppe rühren. Diese vor dem Servieren noch 10 bis 15 Minuten ziehen lassen.

Zubereitungszeit: 1 Stunde 10 Minuten + 2 Stunden garen

Für 4 Portionen

1 Hähnchenbrust
(mit Knochen, etwa 400 g)
1 Stange Porree
1 mittelgroße Zwiebel
1/2 TL Pfefferkörner
1 Lorbeerblatt, Salz
1 kleine rote Paprikaschote
1 kleine grüne Paprikaschote
4 Pfirsichhälften aus der Dose
1/2 Dose Mais (425 ml)
20 g milcheiweiß- und laktosefreie
Margarine
2 EL Mehl
1–2 EL Currypulver
weißer Pfeffer
1 Bund Schnittlauch, in Röllchen

1346 kJ/322 kcal, 29 g Eiweiß,
6 g Fett, 36 g Kohlenhydrate,
7 g Ballaststoffe, 66 mg Cholesterin

Currysuppe mit Hähnchen

1 Fleisch kalt abspülen. Porree waschen, putzen und klein schneiden. Zwiebel abziehen und zerteilen. Alles mit Pfeffer und Lorbeerblatt in 3/4 Liter leicht gesalzenem Wasser 30 Minuten garen.

2 Paprikaschoten waschen, putzen und in Streifen schneiden. Pfirsiche klein schneiden, Mais abtropfen lassen.

3 Das Fleisch aus dem Topf nehmen, von Haut und Knochen lösen und in Stücke schneiden. Brühe durch ein Sieb gießen.

4 Margarine erhitzen und die Paprikastreifen darin andünsten. Mehl und Currypulver darüber stauben. Brühe unter Rühren zugießen. Alles 5 Minuten kochen lassen.

5 Mais, Pfirsiche und Fleisch in der Suppe erwärmen. Salzen, pfeffern und mit Schnittlauch bestreuen.

Zubereitungszeit: 45 Minuten + 30 Minuten garen

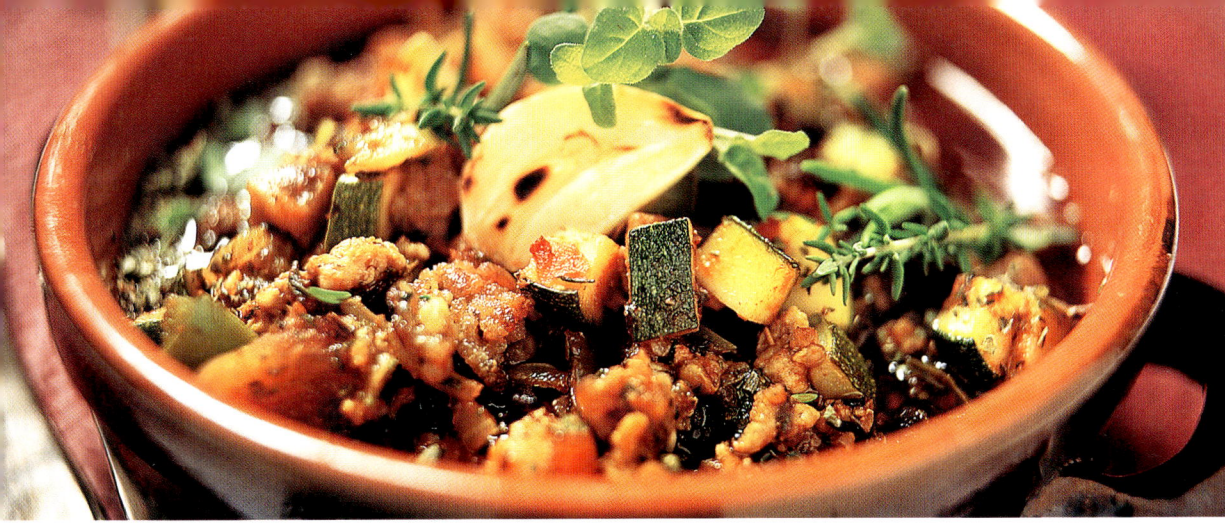

Die typischen Ratatouille-Zutaten ergeben, mit Hackfleisch ergänzt, einen sättigenden Eintopf.

Provenzalischer Topf

1 Zwiebel und Knoblauch abziehen und hacken. Paprikaschote waschen, vierteln, Stielansatz, Kerne und Trennwände entfernen und das Fruchtfleisch in Stücke schneiden. Aubergine waschen, putzen, halbieren und in große Würfel schneiden. Zucchini waschen, putzen und grob würfeln. Tomaten mit kochendem Wasser überbrühen, abziehen und das Fruchtfleisch grob würfeln.

2 Das Öl in einer Pfanne erhitzen und das Hackfleisch darin scharf anbraten.

3 Zwiebel, Knoblauch, Paprika- und Auberginenstücke untermischen und 10 Minuten mitbraten, dabei gelegentlich umrühren.

4 Zucchini- und Tomatenstücke, Kräuter und Tomatenmark zugeben, salzen und pfeffern und alles unter Rühren einige Minuten braten.

5 Den Wein angießen und das Gericht bei mittlerer Hitze noch 10 Minuten schmoren lassen.

Zubereitungszeit: 55 Minuten

Für 4 Portionen

1 große Zwiebel
1 Knoblauchzehe
1 grüne Paprikaschote
1 Aubergine
1 Zucchini
2 reife Fleischtomaten
4 EL Olivenöl
600 g Hackfleisch
2 TL provenzalische Kräuter
2 EL Tomatenmark
Salz, frisch gemahlener Pfeffer
1/4 l Rotwein

2211 kJ/529 kcal, 32 g Eiweiß,
37 g Fett, 9 g Kohlenhydrate,
4 g Ballaststoffe, 90 mg Cholesterin

Für 4 Portionen
1 große Zwiebel
1 Stange Porree
2 Möhren
3 EL Olivenöl
250 g Kidneybohnen aus der Dose
1 l milcheiweiß- und laktosefreie
Gemüsebrühe
2 Paprikaschoten
1/2 Tube Tomatenmark
3 EL Mehl
1 Bund Petersilie
Paprikapulver
Currypulver

966 kJ/231 kcal, 9 g Eiweiß,
10 g Fett, 25 g Kohlenhydrate,
9 g Ballaststoffe, 0 mg Cholesterin

Bohneneintopf

1 Die Zwiebel abziehen und fein würfeln. Den Porree waschen, putzen und in Ringe schneiden. Möhren waschen, putzen, schälen und in Würfel schneiden.

2 Gut die Hälfte vom Öl erhitzen und die Zwiebelwürfel darin andünsten. Porree und Möhren zugeben und bei starker Hitze anbraten.

3 Die Bohnen abtropfen lassen und zum Gemüse geben. Die Brühe zugießen und alles 20 Minuten kochen lassen.

4 In der Zwischenzeit die Paprikaschoten waschen, Stielansätze, Kerne und Trennwände entfernen und das Fruchtfleisch in Stücke schneiden.

5 Das restliche Öl erhitzen und die Paprikastücke darin anbraten. Tomatenmark einrühren, mit Mehl bestauben und alles vermischen. Die Mischung in die Brühe rühren und 5 Minuten kochen lassen.

6 Petersilie waschen, trockenschwenken und fein hacken. Den Eintopf mit Paprika- und Currypulver würzen und die Petersilie darüber streuen.

Zubereitungszeit: 45 Minuten

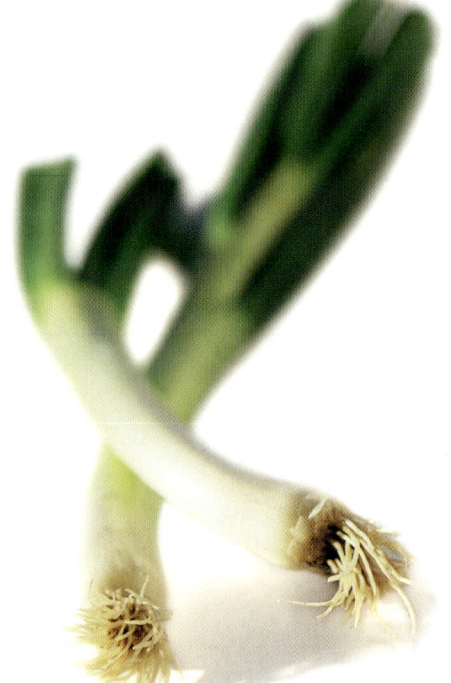

Die schwefelhaltigen Inhaltsstoffe des Porrees, z. B. Allylsenföl, wirken als natürliches Antibiotikum und sind für den typischen, angenehmen Geschmack verantwortlich.

Ungarisches Reisfleisch

1 Fleisch kurz kalt abspülen, trockentupfen, von Sehnen befreien und in 1 Zentimeter große Würfel schneiden.

2 Zwiebel und Knoblauch abziehen und fein hacken.

3 Das Öl erhitzen und Zwiebel und Knoblauch darin anbraten. Die Fleischwürfel zugeben und bei großer Hitze unter Rühren scharf anbraten.

4 Mit Paprikapulver, Salz und Pfeffer würzen. 1/4 Liter Wasser angießen und alles zugedeckt bei mittlerer Hitze 30 Minuten schmoren lassen.

5 Inzwischen den Backofen auf 200 °C (Umluft 180 °C, Gas Stufe 3–4) vorheizen.

6 Tomaten mit kochendem Wasser überbrühen, abziehen und achteln. Mit dem Reis unter das Fleisch mischen.

7 Die Fleischmischung in eine flache feuerfeste Form umfüllen und so viel kochendes Wasser angießen, dass die Zutaten gerade bedeckt sind.

8 Die Form in den heißen Backofen auf die untere Schiene stellen. Wenn die Flüssigkeit zu kochen beginnt, die Form abdecken und das Gericht etwa 20 Minuten schmoren lassen. In der Form servieren.

Zubereitungszeit: 25 Minuten + 50 Minuten schmoren

Tipp Bei diesem Gericht besteht keine Gefahr für Kuhmilchallergiker, da Schweinefleisch unbedenklich ist. In der Regel können Sie dieses Gericht auch mit Rindfleisch zubereiten, doch Sie sollten wissen, dass Kuhmilchallergiker gelegentlich auch auf Rind- und/oder Kalbfleisch allergisch reagieren können. Fachleute sprechen dann von einer Kreuzallergie.

Für 4 Portionen
400 g Schweinefleisch aus der Keule
1 große Zwiebel
2 Knoblauchzehen
2 EL Öl
1–2 TL Paprikapulver, rosenscharf
Salz, frisch gemahlener Pfeffer
2 Tomaten
100 g Reis

1346 kJ/322 kcal, 23 g Eiweiß,
15 g Fett, 23 g Kohlenhydrate,
2 g Ballaststoffe, 70 mg Cholesterin

Gemüse, Kartoffeln, Nudeln

Bei einer Ernährung ohne Milch und Milchprodukte ist besonders auf die Versorgung mit Kalzium zu achten. Grünkohl, Spinat, Fenchel und Brokkoli sind diesbezüglich zu empfehlen. Kartoffeln und Vollkornnudeln liefern hochwertiges Eiweiß und sättigende Kohlenhydrate.

Probieren Sie einmal das Püree aus buntem Gemüse: Es schmeckt nicht nur Kindern und ist eine gut sättigende Beilage.

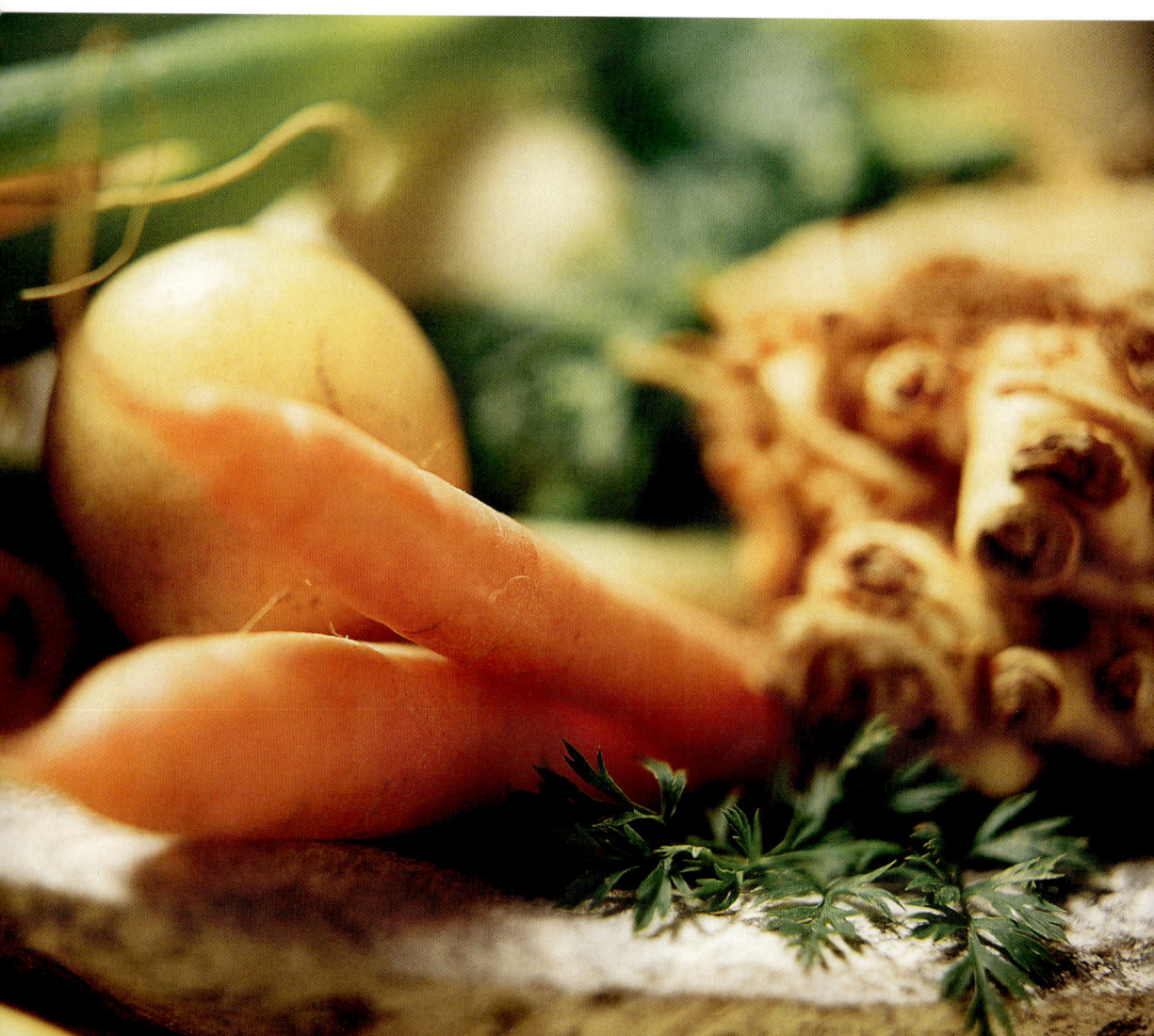

Gemüsepüree

1 Kartoffeln, Möhren, Sellerie und Rüben waschen, putzen, schälen und würfeln. Porree waschen, putzen und in Ringe schneiden.

2 Das gesamte Gemüse in einen Topf geben und mit Wasser bedecken. Alles aufkochen, die Hitze etwas reduzieren und das Gemüse in 30 Minuten gar kochen.

3 Das Gemüse mit etwas Flüssigkeit im Mixer fein pürieren.

4 Die Margarine unter das Püree rühren und mit Salz, Pfeffer und Muskatnuss würzen.

Zubereitungszeit: 45 Minuten

Für 4 Portionen
300 g Kartoffeln
200 g Möhren
100 g Knollensellerie
100 g weiße Rüben
1 Stange Porree
20 g milcheiweiß- und laktosefreie Margarine
Salz
frisch gemahlener Pfeffer
frisch geriebene Muskatnuss

460 kJ/110 kcal, 4 g Eiweiß, 4 g Fett, 14 g Kohlenhydrate, 6 g Ballaststoffe, 0 mg Cholesterin

Zucchinipfanne

1 Zucchini waschen, putzen, der Länge nach vierteln und in fingerlange Stücke schneiden. Champignons mit Küchenpapier abreiben und halbieren. Frühlingszwiebeln waschen, putzen, die hellen Teile halbieren, die grünen Teile in Ringe schneiden. Knoblauch abziehen und zerdrücken.

2 Das Öl erhitzen und die Champignons darin anbraten. Zucchinistücke, die hellen Frühlingszwiebelteile und den Knoblauch zufügen und kurz mitbraten. Mit Salz, Pfeffer und Thymian würzen.

3 Den Wein einrühren und alles in der geschlossenen Pfanne bei schwacher Hitze 5 bis 10 Minuten garen.

4 Vor dem Servieren das Zwiebelgrün untermischen und nur kurz erhitzen.

Zubereitungszeit: 40 Minuten

Für 4 Portionen
1 kg Zucchini
250 g Champignons
1 Bund Frühlingszwiebeln
1 Knoblauchzehe
4 EL Öl
Salz, frisch gemahlener Pfeffer
1 EL frische Thymianblätter
(oder 1 TL getrockneter Thymian)
4 EL trockener Weißwein

714 kJ/171 kcal, 5 g Eiweiß, 13 g Fett, 6 g Kohlenhydrate, 4 g Ballaststoffe, 0 mg Cholesterin

Für 4 Portionen
2–3 Zwiebeln
2 Knoblauchzehen
3–4 Paprikaschoten
400 g Champignons
2 EL Olivenöl
Salz, frisch gemahlener Pfeffer
3 EL Weißwein
1–2 TL gehackte Basilikumblättchen

493 kJ/118 kcal, 5 g Eiweiß,
7 g Fett, 8 g Kohlenhydrate,
7 g Ballaststoffe, 0 mg Cholesterin

Paprikagemüse

1 Zwiebeln abziehen und in Scheiben schneiden. Knoblauch abziehen und durch eine Knoblauchpresse drücken.

2 Die Paprikaschoten waschen, Stielansätze, Kerne und Trennwände entfernen und das Fruchtfleisch in Stücke schneiden. Die Champignons mit Küchenpapier abreiben und vierteln.

3 Das Öl erhitzen und Zwiebeln und Knoblauch darin bei schwacher Hitze anbraten. Zunächst die Paprikastücke, dann die Champignons zufügen und mitdünsten.

4 Das Gemüse mit Salz und Pfeffer würzen. Den Wein angießen und alles in etwa 10 Minuten garen.

5 Das Basilikum unterrühren und das Gemüse anrichten.

Zubereitungszeit: 35 Minuten

Für 4 Portionen
1 kleiner Kopf Weißkohl (800 g)
2 Zwiebeln
1 EL Öl
Zucker
300 ml trockener Weißwein
1 Lorbeerblatt
3 saure Äpfel
200 g blaue Trauben
Saft von 1 Zitrone
Salz, frisch gemahlener Pfeffer

924 kJ/221 kcal, 3 g Eiweiß,
4 g Fett, 29 g Kohlenhydrate,
7 g Ballaststoffe, 0 mg Cholesterin

Jägerkohl

1 Vom Kohl die äußeren Blätter entfernen, den Kopf vierteln, den Strunk entfernen. Kohl in feine Streifen schneiden.

2 Zwiebeln abziehen und in Streifen schneiden. Öl erhitzen und die Zwiebeln darin bei schwacher Hitze mit 3 Esslöffel Zucker dünsten, bis sich die Zwiebeln goldgelb färben.

3 Die gebräunten Zwiebeln mit Weißwein ablöschen, Lorbeerblatt und Kohl zugeben und 15 Minuten kochen lassen.

4 Äpfel waschen, schälen, putzen und in grobe Stücke schneiden. Trauben waschen, halbieren und entkernen.

5 Apfelwürfel und Trauben zum Kohl geben und 5 Minuten mitgaren. Mit Zitronensaft, Zucker, Salz und Pfeffer würzen.

Zubereitungszeit: 45 Minuten

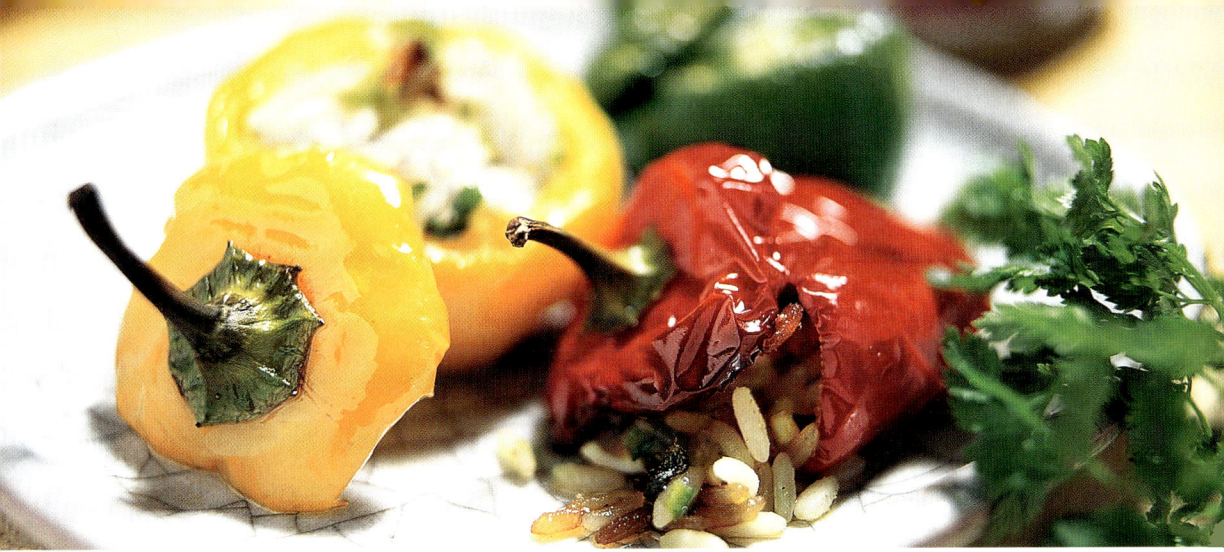

Während die gefüllten Paprikaschoten im Ofen garen, können Sie prima noch einen bunten Salat zubereiten.

Gefüllte Paprikaschoten

1 Die Eier in 10 Minuten hart kochen, abschrecken und auskühlen lassen.

2 Alle Paprikaschoten waschen. 1 gelbe Paprikaschote putzen und fein würfeln. Von den restlichen Schoten je einen Deckel abschneiden, Kerne und Trennwände entfernen.

3 Eier pellen und würfeln. Zwiebeln abziehen und würfeln. Paprika-, Ei- und Zwiebelwürfel mit dem Reis vermischen. Salzen und pfeffern.

4 Die Petersilie waschen, trockenschwenken, fein hacken und unter die Füllung mischen.

5 Den Backofen auf 180 °C (Umluft 160 °C, Gas Stufe 2–3) vorheizen. Eine Auflaufform mit etwas Öl ausstreichen.

6 Die Füllung in die ausgehöhlten Schoten verteilen und die Schoten in die Auflaufform stellen.

7 Die gefüllten Schoten mit Olivenöl beträufeln. Im Backofen etwa 40 Minuten garen.

Zubereitungszeit: 30 Minuten + 40 Minuten garen

Für 4 Portionen
2 Eier
3 gelbe Paprikaschoten
2 rote Paprikaschoten
2 kleine Zwiebeln
250 g gekochter Reis
Salz, frisch gemahlener Pfeffer
1/2 Bund Petersilie
Olivenöl

*865 kJ/207 kcal, 8 g Eiweiß,
7 g Fett, 26 g Kohlenhydrate,
8 g Ballaststoffe, 119 mg Cholesterin*

Für 4 Portionen
1 kg Kartoffeln
1 unbehandelte Zitrone
4 unbehandelte Orangen
220 g Ananasstücke aus der Dose
175 g Mandarinen aus der Dose
Öl für die Form
Salz
5 EL milcheiweiß- und laktosefreie
Margarine

2178 kJ/521 kcal, 7 g Eiweiß,
21 g Fett, 71 g Kohlenhydrate,
10 g Ballaststoffe, 0 mg Cholesterin

Exotischer Kartoffelauflauf

1 Kartoffeln waschen, in der Schale kochen, noch heiß pellen, in feine Streifen schneiden und erkalten lassen.

2 Zitrone und Orangen heiß abwaschen. Die Schalen abreiben und über die Kartoffeln streuen. Die Zitrusfrüchte fertig schälen und in Scheiben schneiden.

3 Das Dosenobst abtropfen lassen, dabei den Ananassaft in einem Topf auffangen.

4 Den Backofen auf 220 °C (Umluft 200 °C, Gas Stufe 4–5) vorheizen. Eine Auflaufform mit etwas Öl einfetten.

5 Abwechselnd lagenweise Kartoffeln, Mandarinen, Zitronen-, Orangenscheiben und Ananasstücke in die Auflaufform schichten; die oberste Schichte soll aus Kartoffeln bestehen.

6 Den Ananassaft mit etwas Salz und der Margarine unter ständigem Rühren zum Kochen bringen, kurz kochen lassen und über den Auflauf gießen.

7 Die Form in den heißen Backofen schieben und den Auflauf etwa 45 Minuten backen.

Zubereitungszeit: 60 Minuten + 45 Minuten backen

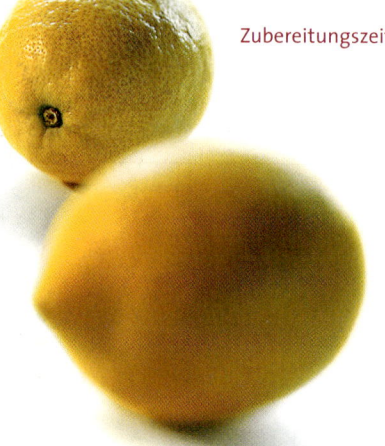

Zitronen und Orangen, deren Schale verwendet wird, sollten unbehandelt sein. Achten Sie schon beim Einkauf auf die entsprechende Kennzeichnung der Früchte.

Knusprige Kartoffelpuffer

1 Die Kartoffeln waschen, schälen, roh in eine Schüssel reiben und mit Zitronensaft beträufeln.

2 Die Zwiebeln abziehen und ebenfalls fein dazureiben. Eier und Speisestärke unter die Kartoffelmasse rühren. Kräftig mit Salz und Pfeffer würzen. Haferflocken unterheben. Sollten die Kartoffeln zu viel Flüssigkeit haben, nach Bedarf noch etwas Speisestärke und Haferflocken zugeben.

3 Öl portionsweise in einer Pfanne erhitzen. Kleine Häufchen von der Kartoffelmasse hineinsetzen und anbraten. Wenn der Rand schön kross und die Unterseite goldbraun gebraten ist, wenden. Dazu schmeckt Apfelmus sehr gut.

Zubereitungszeit: 60 Minuten

Für 4 Portionen
1 kg Kartoffeln
1/2 EL Zitronensaft
2 Zwiebeln
2 Eier
2 EL Speisestärke
Salz, frisch gemahlener Pfeffer
6 EL Vollkornhaferflocken
Öl zum Braten

1317 kJ/315 kcal, 10 g Eiweiß,
8 g Fett, 49 g Kohlenhydrate,
6 g Ballaststoffe, 119 mg Cholesterin

Sesamkartoffeln

1 Den Backofen auf 240 °C (Umluft 220 °C, Gas Stufe 5–6) vorheizen.

2 Die Kartoffeln waschen, schälen und in 1 Zentimeter dicke Scheiben schneiden.

3 Ein Backblech mit Öl ausstreichen und die Kartoffelscheiben auflegen. Mit Salz bestreuen.

4 Das Backblech in den heißen Backofen geben und die Kartoffelscheiben zunächst 20 Minuten backen.

5 Die Kartoffeln mit Sesam bestreuen und in weiteren 20 Minuten fertig backen.

Zubereitungszeit: 20 Minuten + 40 Minuten backen

Für 4 Portionen
750 g Kartoffeln
1 EL Öl
2 TL Salz
10 g Sesam

617 kJ/148 kcal, 4 g Eiweiß,
4 g Fett, 22 g Kohlenhydrate,
4 g Ballaststoffe, 0 mg Cholesterin

Dibbelabbes aus dem Saarland

Für 4 Portionen
2 kg Kartoffeln
2 Zwiebeln
1 Ei
Salz, frisch gemahlener Pfeffer
4 EL Öl

*1764 kJ/422 kcal, 14 g Eiweiß,
14 g Fett, 61 g Kohlenhydrate,
10 g Ballaststoffe, 60 mg Cholesterin*

1 Die Kartoffeln waschen, schälen, roh in eine Schüssel reiben, fest ausdrücken und das entstandene Kartoffelwasser abgießen.

2 Die Zwiebeln abziehen und dazureiben. Das Ei zugeben und alles gut vermengen. Mit Salz und Pfeffer würzen.

3 Das Öl in einem Gussbräter erhitzen, die Kartoffelmasse einfüllen und backen, dabei ständig wenden und zerpflücken, damit sich viele Krüstchen bilden können.

Zubereitungszeit: 45 Minuten

Spinatgnocchi

Für 4 Portionen
500 g mehlig kochende Kartoffeln
Salz
200 g Blattspinat
250 g Mehl
weißer Pfeffer
frisch geriebene Muskatnuss
Mehl für die Hände

*1212 kJ/290 kcal, 9 g Eiweiß,
9 g Fett, 59 g Kohlenhydrate,
6 g Ballaststoffe, 0 mg Cholesterin*

1 Kartoffeln waschen und 30 Minuten in Salzwasser kochen.

2 Spinat verlesen, waschen, nur kurz abtropfen lassen und in einem Topf ohne Wasserzugabe dünsten, bis er zusammengefallen ist. Gut ausdrücken und pürieren.

3 Kartoffeln abgießen, pellen und noch heiß durch eine Kartoffelpresse drücken.

4 Die Kartoffelmasse mit Mehl und Spinat verkneten. Mit Salz, Pfeffer und Muskatnuss würzen.

5 Teig mit bemehlten Händen zu Rollen formen, in etwa 2 Zentimeter lange Stücke schneiden und mit einer Gabel Rillen hineindrücken.

6 Salzwasser aufkochen und bei mittlerer Hitze nur schwach kochen lassen. Gnocchi einlegen und in etwa 4 Minuten gar ziehen lassen.

Zubereitungszeit: 1 Stunde 10 Minuten

Bandnudeln mit Lamm

1 Die Nudeln in sprudelndem Salzwasser bissfest garen.

2 Das Lammfilet kurz kalt abbrausen, trockentupfen und in Stücke schneiden.

3 Die Zucchini waschen, putzen und klein schneiden. Tomaten waschen, vierteln, die Samen entfernen und das Fruchtfleisch würfeln.

4 Das Olivenöl in einer Pfanne erhitzen und das Lammfilet darin anbraten. Zucchini zufügen, ebenfalls anbraten. Mit dem Rotwein ablöschen und alles zusammen 5 Minuten schmoren lassen. Salbei waschen und Blättchen abzupfen.

5 Tomatenwürfel und Salbei einrühren, salzen und pfeffern.

6 Die Nudeln abgießen und mit dem Pfanneninhalt auf Tellern anrichten.

Zubereitungszeit: 30 Minuten

Für 4 Portionen
400 g Bandnudeln
Salz
500 g Lammfilet
2 Zucchini
4 Tomaten
4 EL Olivenöl
1/4 l Rotwein
4 Zweige Salbei
frisch gemahlener Pfeffer

2993 kJ/716 kcal, 51 g Eiweiß,
20 g Fett, 74 g Kohlenhydrate,
7 g Ballaststoffe, 197 mg Cholesterin

Die Bandnudeln mit Lamm sind ein feines Essen, wenn Gäste kommen. Wer mag, kann die Nudeln auch selbst machen (Rezept siehe Seite 69).

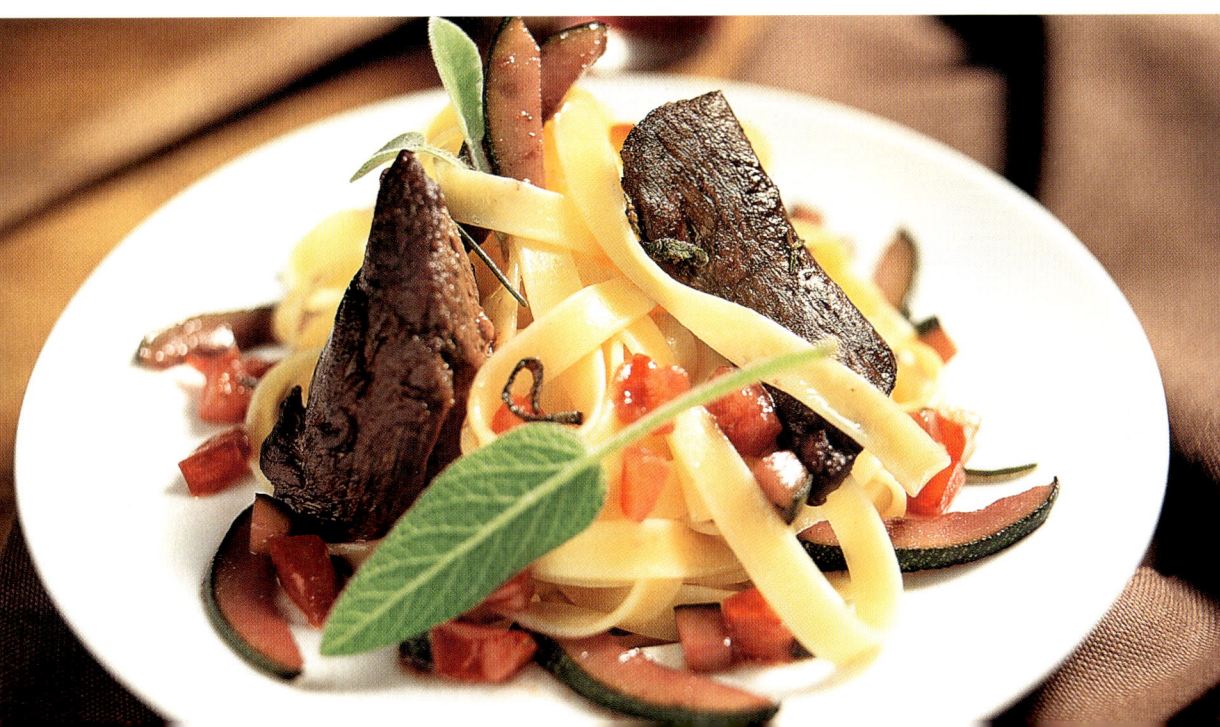

Für 4 Portionen
400 g Bandnudeln oder feinste
Spaghetti
Salz
4 Knoblauchzehen (oder mehr!)
2–3 getrocknete rote oder frische
grüne Chilischoten
1 Hand voll Petersilienblätter
4 EL Olivenöl
frisch gemahlener Pfeffer

1940 kJ/464 kcal, 13 g Eiweiß,
15 g Fett, 69 g Kohlenhydrate,
5 g Ballaststoffe, 94 mg Cholesterin

Bandnudeln mit Knoblauch, Chili und Petersilie

1 Nudeln in sprudelndem Salzwasser bissfest kochen.

2 Inzwischen Knoblauch abziehen und fein würfeln. Chilischoten zerbröseln bzw. waschen, Stielansätze, Kerne und Trennwände entfernen und das Fruchtfleisch würfeln. Petersilie waschen, trockenschwenken und fein hacken.

3 Öl in einer Pfanne erhitzen und Knoblauch und Chilistücke darin angehen lassen. Petersilie und 3 bis 4 Esslöffel Nudelkochwasser zufügen und alles sprudelnd kochen lassen, bis es sich mit dem Öl zu einer Emulsion verbindet.

4 Die Nudeln abgießen, sofort mit dem Pfanneninhalt mischen. Anrichten und mit Pfeffer übermahlen.

Zubereitungszeit: 20 Minuten

Für 4–6 Portionen
50 g Schalotten
150 g große Champignons
250 g Kalbsleber
250 g Penne
Salz
2 EL Olivenöl
2 EL milcheiweiß- und laktosefreie
Margarine
24 kleine Salbeiblätter
frisch gemahlener Pfeffer

Bei 6 Portionen:
1229 kJ/294 kcal, 14 g Eiweiß,
12 g Fett, 31 g Kohlenhydrate,
3 g Ballaststoffe, 189 mg Cholesterin

Penne mit Kalbsleber, Champignons und Salbei

1 Schalotten abziehen und in Scheiben schneiden. Champignons putzen und in Scheiben schneiden. Die Kalbsleber kurz kalt waschen, trockentupfen und in dünne Streifen schneiden.

2 Nudeln in sprudelndem Salzwasser bissfest garen.

3 Inzwischen Olivenöl und Margarine in einer großen Pfanne erhitzen. Schalotten, Champignons, Leber und Salbei nebeneinander in die Pfanne geben und bei starker Hitze 5 Minuten braten. Mit Salz und Pfeffer würzen. Alles miteinander mischen und mit etwas Nudelwasser ablöschen.

4 Nudeln abtropfen lassen und mit der Mischung anrichten.

Zubereitungszeit: 30 Minuten

Selbst gemachter Nudelteig

1 Das Mehl auf eine Arbeitsfläche sieben und mit dem Hartweizengrieß vermischen. In die Mitte eine Mulde drücken.

2 Salz, Öl, 4 bis 5 Esslöffel Wasser, Ei und Eigelb in die Mulde geben und erst alle Zutaten in der Mulde miteinander verrühren. Nach und nach das Mehl vom Rand einarbeiten.

3 Alles mit den Händen zu einem glatten Teig verkneten. Zugedeckt 30 Minuten ruhen lassen.

4 Den Teig kräftig durchkneten und auf einer bemehlten Arbeitsfläche ausrollen oder in der Nudelmaschine durchwalzen. Dabei die Walzstärke von Mal zu Mal verringern. Mit einem Messer oder einem Aufsatz zu Nudeln schneiden.

5 Nudeln kurz antrocknen lassen. Nach Rezept zubereiten.

Zubereitungszeit: 40 Minuten + 30 Minuten ruhen

Für 4 Portionen
225 g Mehl
75 g Hartweizengrieß
1 Prise Salz
5 EL Öl
1 Ei
1 Eigelb
Mehl für die Arbeitsfläche

1768 kJ/423 kcal, 11 g Eiweiß, 20 g Fett, 51 g Kohlenhydrate, 4 g Ballaststoffe, 129 mg Cholesterin

Fettuccine alla marinara

1 Zwiebel abziehen, quer in Scheiben schneiden und zu Zwiebelringen auseinander drücken. Knoblauch abziehen und zerdrücken.

2 Die Tomaten überbrühen, abziehen, die Samen entfernen und das Fruchtfleisch in Viertel schneiden.

3 Das Öl erhitzen und Zwiebel und Knoblauch darin anbraten. Tomaten zufügen und etwa 10 Minuten mitdünsten.

4 Nudeln in sprudelndem Salzwasser bissfest kochen.

5 Die Tomatensauce mit Salz, Basilikum und Pfeffer würzen.

6 Die Muscheln abtropfen lassen, mit den Krabben unter die Sauce mischen, nur kurz erwärmen und zu den Nudeln reichen.

Zubereitungszeit: 35 Minuten

Für 4 Portionen
1 Zwiebel
2 Knoblauchzehen
6 mittelgroße vollreife Tomaten
1 EL Olivenöl
300 g weiße oder grüne Bandnudeln
Salz
1 EL frisches Basilikum
1/4 TL schwarzer Pfeffer
1 kleine Dose Muscheln (145 g)
100 g geschälte Krabben

1584 kJ/379 kcal, 19 g Eiweiß, 8 g Fett, 56 g Kohlenhydrate, 5 g Ballaststoffe, 127 mg Cholesterin

Fleisch und Fisch

Ob Mandelhuhn mit Champignons oder Exotischer Seewolf – in diesem Kapitel findet bestimmt jeder etwas für seinen Geschmack.

Selbst in Zeiten negativer Schlagzeilen bleibt unbestritten, dass Fleisch eine gute Quelle für die Vitamine der B-Gruppe ist. Fettarmes Fleisch und Fisch sind zudem eine gute Eiweißquelle für alle Kuhmilchallergiker und Laktose-Intolerante.

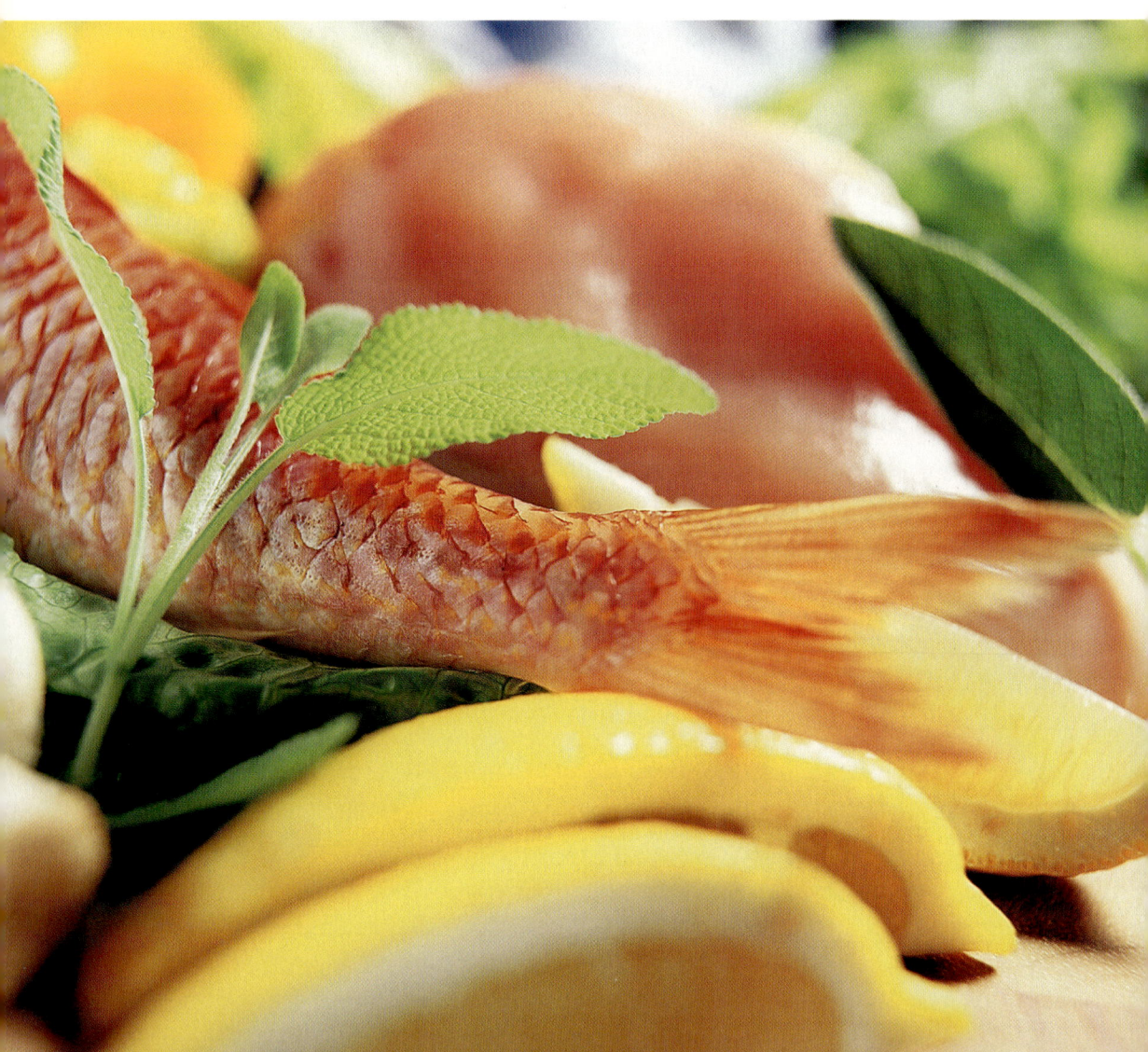

Mandelhuhn mit Champignons

1 Das Fleisch kalt abbrausen, trockentupfen, häuten und in Würfel schneiden. Lorbeerblätter in Stücke brechen, mit etwas Salz fein zerreiben und mit Pfeffer und Ingwerpulver mischen. Die Zitrone auspressen. Das Fleisch mit der Gewürzmischung und dem Zitronensaft einreiben.

2 Zwiebel und Knoblauch abziehen und grob hacken. Möhren schälen und putzen, Champignons mit Küchenpapier abreiben, putzen und beides in Scheiben schneiden. Gurke schälen, längs vierteln, entkernen und grob hacken. Bambussprossen abtropfen lassen und in Streifen schneiden. Das Gemüse in einer Schüssel mit 1/2 Liter kochendem Wasser übergießen und 5 Minuten ziehen lassen. Abgießen und abtropfen lassen.

3 Das Fleisch in Speisestärke wenden. Öl erhitzen, die Mandeln unter ständigem Wenden 2 Minuten darin rösten und wieder herausnehmen. Das Fleisch im Öl 5 Minuten braten und ebenfalls herausnehmen.

4 Öl wieder erhitzen und das Gemüse darin bei starker Hitze 5 Minuten anbraten. Ketchup einrühren und einmal aufkochen lassen. Mit Salz und Pfeffer würzen.

5 Das Fleisch unter das Gemüse mischen, aber nicht mehr kochen lassen. Alles auf einer vorgewärmten Platte anrichten und mit den Mandeln bestreuen.

Zubereitungszeit: 55 Minuten

Tipp Zu diesem Gericht passt Naturreis gut. Mit seinem vollen Korn liefert er zusätzliche Vitamine und Mineralstoffe und überzeugt mit seinem körnigen Biss.

Für 4 Portionen
800 g frisches Hühnerbrustfilet
2 Lorbeerblätter
Salz, frisch gemahlener Pfeffer
1/2 TL Ingwerpulver
1/4 Zitrone
1 Zwiebel
1 Knoblauchzehe
2 Möhren
125 g frische Champignons
1/2 Salatgurke
110 g Bambussprossen (Glas)
10 g Speisestärke
4 EL Öl
75 g geschälte Mandeln
2 EL Tomatenketchup (siehe Seite 80)

1981 kJ/474 kcal, 53 g Eiweiß,
24 g Fett, 11 g Kohlenhydrate,
7 g Ballaststoffe, 132 mg Cholesterin

Für 4 Portionen
500 g Kalbsleber
2 EL Mehl
frisch gemahlener Pfeffer
1 TL Currypulver
40 g milcheiweiß- und laktosefreie
Margarine
Öl für die Form
40 g durchwachsener Speck
2 Knoblauchzehen
250 g geschälte Tomaten
1 grüne Paprikaschote
250 g Pfifferlinge oder Champignons
1 Gläschen trockener Wermut
Salz
2 EL Cognac

1584 kJ/379 kcal, 31 g Eiweiß,
15 g Fett, 20 g Kohlenhydrate,
4 g Ballaststoffe, 455 mg Cholesterin

Frischer Knoblauch gibt nicht
nur viel Geschmack, sondern
stärkt auch die Immunabwehr.

Flambierter Kalbslebertopf

1 Die Leber kalt waschen, trockentupfen, von Haut und Sehnen befreien und in fingerdicke Streifen schneiden. In Mehl wenden, mit Pfeffer und Currypulver würzen. Etwas Margarine in einer Pfanne erhitzen und die Leber darin anbraten.

2 Eine feuerfeste Form einfetten und die Leber einlegen.

3 Den Speck würfeln und in der gleichen Pfanne auslassen.

4 Inzwischen Knoblauch abziehen und zerdrücken. Tomaten mit kochendem Wasser überbrühen, abziehen und achteln. Paprikaschote waschen, halbieren, Stielansatz, Kerne und Trennwände entfernen und das Fruchtfleisch in dünne Streifen schneiden.

5 Den Backofen auf 200 °C (Umluft 180 °C, Gas Stufe 3–4) vorheizen.

6 Speck aus der Pfanne nehmen und Paprikastreifen, Tomatenachtel und Knoblauch im ausgelassenen Fett anbraten. Alles zu der Leber geben.

7 Pilze putzen und etwas zerkleinern. Die restliche Margarine erhitzen und die Pilze darin schmoren. Mit Wermut ablöschen, salzen, pfeffern und unter den Lebertopf mischen.

8 Den Lebertopf im Backofen in 15 bis 20 Minuten garen.

9 Kurz vor dem Servieren den Cognac erwärmen. Den Lebertopf bei Tisch mit Cognac übergießen und anzünden.

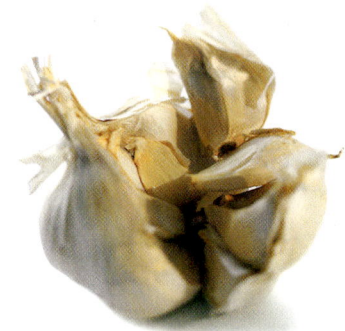

Zubereitungszeit: 50 Minuten + 15–20 Minuten garen

Schweinemedaillons mit Aprikosen

1 Aprikosen abtropfen lassen und vierteln.

2 Schweinefilet kurz kalt abbrausen, trockentupfen, in etwa 4 Zentimeter dicke Scheiben schneiden und mit dem Handballen etwas flach drücken. Mit Pfeffer einreiben.

3 Öl in einer Pfanne sehr heiß werden lassen und die Fleischmedaillons darin von beiden Seiten kurz, aber scharf anbraten. Salzen und die Hitze etwas reduzieren.

4 Aprikosenstücke dazugeben und die Medaillons weitere 4 bis 5 Minuten schmoren lassen. Mit Ingwer abschmecken.

Zubereitungszeit: 20 Minuten

Für 4 Portionen
1 Dose Aprikosen (500 g Einwaage)
500 g Schweinefilet
frisch gemahlener Pfeffer
2 EL Öl
Salz
1/2 TL Ingwerpulver

1250 kJ/299 kcal, 29 g Eiweiß, 10 g Fett, 22 g Kohlenhydrate, 2 g Ballaststoffe, 88 mg Cholesterin

Lammkeule aus dem Bratschlauch

1 Die Lammkeulen unter fließendem kaltem Wasser waschen, trockentupfen, mit Salz und Pfeffer gut einreiben.

2 Den Knoblauch abziehen. In jede Keule 2 Knoblauchzehen mit einem kleinen Schnitt unter die Haut schieben.

3 Die Lammkeulen mit jeweils 3 Scheiben Speck belegen.

4 Jede Lammkeule in einen Bratschlauch legen und diese nach Anweisung verschließen.

5 Die Bratschläuche in den kalten Backofen legen und diesen auf 175 °C (Umluft 155 °C, Gas Stufe 2) einstellen. Die Lammkeulen 3 1/2 bis 4 Stunden schmoren lassen.

6 Beim Öffnen der Bratschläuche daran denken, dass heißer Dampf austritt.

Zubereitungszeit: 20 Minuten + 3 1/2–4 Stunden schmoren

Für 10 Portionen
3 Lammkeulen
Salz, frisch gemahlener Pfeffer
6 Knoblauchzehen
9 Scheiben Speck

3206 kJ/767 kcal, 78 g Eiweiß, 51 g Fett, 0 g Kohlenhydrate, 0 g Ballaststoffe, 247 mg Cholesterin

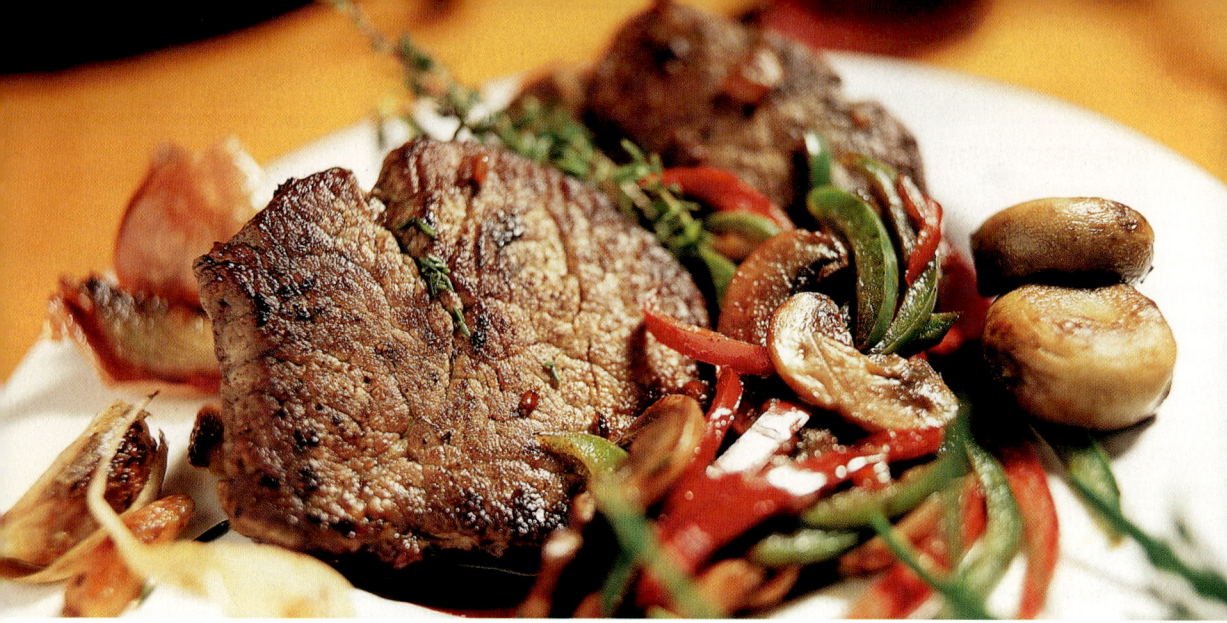

Zum Beef International schmecken kleine neue Kartoffeln – nach dem Garen kross angebraten – besonders gut.

500 g Rinderfilet
2 Zwiebeln
2 Knoblauchzehen
250 g grüne Paprikaschoten
120 g rote Paprikaschoten
200 g Champignons
20 g milcheiweiß- und laktosefreie
Margarine
1/4 l Rotwein
1 EL Tomatenmark
Salz, frisch gemahlener Pfeffer
Streuwürze (z. B. Fondor)

1045 kJ/250 kcal, 29 g Eiweiß,
9 g Fett, 6 g Kohlenhydrate,
5 g Ballaststoffe, 88 mg Cholesterin

Beef International

1 Das Fleisch kurz kalt abspülen, trockentupfen und in dünne Scheiben schneiden.

2 Zwiebeln und Knoblauch abziehen und fein hacken.

3 Die Paprikaschoten waschen, halbieren, Stielansätze, Kerne und Trennwände entfernen und das Fruchtfleisch in dünne Streifen schneiden. Die Champignons putzen und in Scheiben schneiden.

4 Die Margarine erhitzen und Fleisch, Zwiebeln und Knoblauch darin anbraten. Mit Rotwein ablöschen, Tomatenmark einrühren und mit Salz, Pfeffer und Streuwürze würzen.

5 Die Paprikastreifen und die Champignons unter das Fleisch mischen und alles bei schwacher Hitze zugedeckt 10 Minuten schmoren lassen. Wenn nötig, mit etwas Wein oder Wasser aufgießen.

Zubereitungszeit: 35 Minuten

Weihnachtsgans

Für 8 Portionen
500 g Maronen
Salz
500 g kleine, säuerliche Äpfel
1 bratfertige Gans von etwa 4 kg
frisch gemahlener Pfeffer
1 TL getrockneter Majoran

1 Die Maronen waschen und kreuzweise einschneiden. Salzwasser in einem Topf zum Kochen bringen, die Hitze reduzieren und die Maronen einlegen. Die Maronen bei mittlerer Hitze in etwa 25 Minuten halbweich kochen.

2 Die Äpfel waschen, schälen, vierteln und die Kerngehäuse entfernen.

3 Die Gans unter fließendem kaltem Wasser innen und außen abspülen und trockentupfen. Mit Salz und Pfeffer und innen zusätzlich mit Majoran einreiben.

4 Die Maronen schälen und mit den Apfelstücken in die Gans füllen. 1/4 Liter Wasser zum Kochen bringen.

5 Die Gans mit Hilfe von Küchengarn und einer Dressiernadel zunähen. Die Gans mit der Brust nach unten in einen Bratentopf legen. Das kochend heiße Wasser darüber gießen.

6 Die Gans in den Backofen schieben und diesen auf 200 °C (Umluft 180 °C, Gas Stufe 3–4) einstellen. Die Gans in etwa 3 1/2 Stunden langsam knusprig braun braten, dabei alle 15 Minuten mit dem eigenen Saft begießen. Nach der halben Bratzeit die Gans auf den Rücken drehen.

7 Die fertige Gans aus dem Backofen nehmen, mit Alufolie bedecken und kurz ruhen lassen, damit sich das Fleisch und der Bratensatz etwas setzen können. Das Dressiergarn entfernen und die Gans in acht Stücke teilen. Mit den Maronen und den Äpfeln umkränzen und servieren.

4016 kJ/961 kcal, 41 g Eiweiß,
79 g Fett, 25 g Kohlenhydrate,
5 g Ballaststoffe, 215 mg Cholesterin

Zubereitungszeit: 1 Stunde 15 Minuten + 3 1/2 Stunden braten

Für 4 Portionen
4 Seelachsfilets
1/2 Zitrone
Salz, frisch gemahlener Pfeffer
200 g Erdnüsse
1 Ei
2 EL Mehl
8 EL Öl

2746 kJ/657 kcal, 46 g Eiweiß,
48 g Fett, 12 g Kohlenhydrate,
6 g Ballaststoffe, 158 mg Cholesterin

Seelachsfilet im Erdnussmantel

1 Die Filets unter fließendem kaltem Wasser kurz abbrausen und trockentupfen. Die Zitrone auspressen. Den Fisch mit Zitronensaft beträufeln, salzen und pfeffern.

2 Die Erdnüsse fein mahlen. Das Ei in einem tiefen Teller verquirlen. Das Mehl auf einen zweiten Teller geben.

3 Das Öl in einer Pfanne erhitzen. Die Fischfilets nacheinander in Mehl, Ei und Erdnussmehl wenden und die Panade leicht andrücken. Die Fischfilets in dem heißen Öl etwa 10 Minuten braten.

Zubereitungszeit: 35 Minuten

Für 4 Portionen
4 Fischfilets (Seewolf oder Kabeljau)
1 Zitrone
1 kleine Dose Mandarinen
8 Scheiben Ananas aus der Dose
4 Kiwis
Salz
Mehl zum Wenden
40 g milcheiweiß- und laktosefreie
Margarine
3 EL Currypulver
frisch gemahlener Pfeffer
1/8 l Weißwein
Zucker

1622 kJ/388 kcal, 33 g Eiweiß,
13 g Fett, 28 g Kohlenhydrate,
4 g Ballaststoffe, 144 mg Cholesterin

Seewolf exotisch

1 Die Fischfilets kalt abspülen und trockentupfen. Die Zitrone auspressen, den Fisch damit beträufeln und 10 Minuten ziehen lassen.

2 Mandarinen und Ananas abtropfen lassen, dabei den Saft auffangen. Kiwis schälen und in Scheiben schneiden.

3 Die Fischfilets salzen, in Mehl wenden und das überschüssige Mehl abklopfen. Margarine erhitzen und die Fischfilets bei mittlerer Hitze von jeder Seite 5 Minuten braten.

4 Den Fisch aus der Pfanne nehmen und warm stellen. Die Früchte in das Bratfett geben und kurz erhitzen. Mit Currypulver, Salz und Pfeffer würzen. Den Wein angießen und alles mit Zucker sowie etwas Fruchtsaft würzen.

5 Die Fischfilets mit den Früchten anrichten.

Zubereitungszeit: 40 Minuten

Scampi aus dem Ofen

1 Knoblauch abziehen und klein würfeln. Die Tomaten überbrühen, abziehen und das Fruchtfleisch klein würfeln. Backofen auf 220 °C (Umluft 200 °C, Gas Stufe 4–5) vorheizen.

2 Das Öl in einer feuerfesten Pfanne erhitzen und die Scampi mit der Schale sowie die Tomaten- und Knoblauchwürfel darin anbraten. Mit Wein ablöschen und würzen.

3 Die Pfanne in den heißen Backofen stellen und das Gericht darin in 10 bis 15 Minuten gar backen. Sofort servieren.

Zubereitungszeit: 20 Minuten + 10–15 Minuten backen

Für 4 Portionen
3 Knoblauchzehen
6 Tomaten
3 EL Olivenöl
2 kg Scampi
1/8 l Weißwein
Salz, frisch gemahlener Pfeffer
1 EL getrockneter Oregano

2374 kJ/568 kcal, 94 g Eiweiß,
16 g Fett, 5 g Kohlenhydrate,
0 g Ballaststoffe, 690 mg Cholesterin

Überbackene Jakobsmuscheln

1 Muscheln auftauen bzw. gut abtropfen lassen. Mit Zitronensaft beträufeln. Schalotte abziehen und würfeln. Champignons putzen und in Scheiben schneiden. Backofen auf 200 °C (Umluft 180 °C, Gas Stufe 3–4) vorheizen.

2 Margarine zerlassen und die Schalotte darin anbraten, Champignons und Petersilie mitbraten. Mehl darüber stauben, hellbraun anbraten und nach und nach mit der Hälfte des Weins ablöschen. Den restlichen Wein unterrühren und alles unter Rühren 2 Minuten kochen lassen.

3 Das Eigelb unter die Sauce ziehen und das Muschelfleisch unterheben. Die Masse in Muschelschalen oder kleine feuerfeste Formen verteilen und mit Semmelbröseln bestreuen. Margarine in Flöckchen darauf setzen.

4 Die Muscheln in 15 bis 20 Minuten überbacken.

Zubereitungszeit: 25 Minuten + auftauen + 15–20 Minuten backen

Für 4 Portionen
400 g Jakobsmuscheln, tiefgekühlt
oder aus der Dose
etwas Zitronensaft
1 Schalotte
100 g Champignons
50 g milcheiweiß- und laktosefreie
Margarine
1 EL gehackte Petersilie
2 EL Mehl
1/4 l Weißwein
1 Eigelb
Kruste
4 EL milcheiweiß- und laktosefreie
Semmelbrösel
2 EL milcheiweiß- und laktosefreie
Margarine

1714 kJ/411 kcal, 14 g Eiweiß,
27 g Fett, 20 g Kohlenhydrate,
2 g Ballaststoffe, 205 mg Cholesterin

Saucen und Eingelegtes

Die klassischen Begleiter zum Essen – Saucen, Dressings und Eingelegtes – können Sie ohne großen Aufwand aus wenigen Zutaten frisch zubereiten.

Laktose-Intolerante und Kuhmilchallergiker sollten um Fertigsaucen einen großen Bogen machen. Bei selbst zubereiteten Saucen kann man dagegen sicher sein, dass keine Milch enthalten ist. Zudem schmecken eigene Kreationen viel besser und lassen sich ganz individuell würzen.

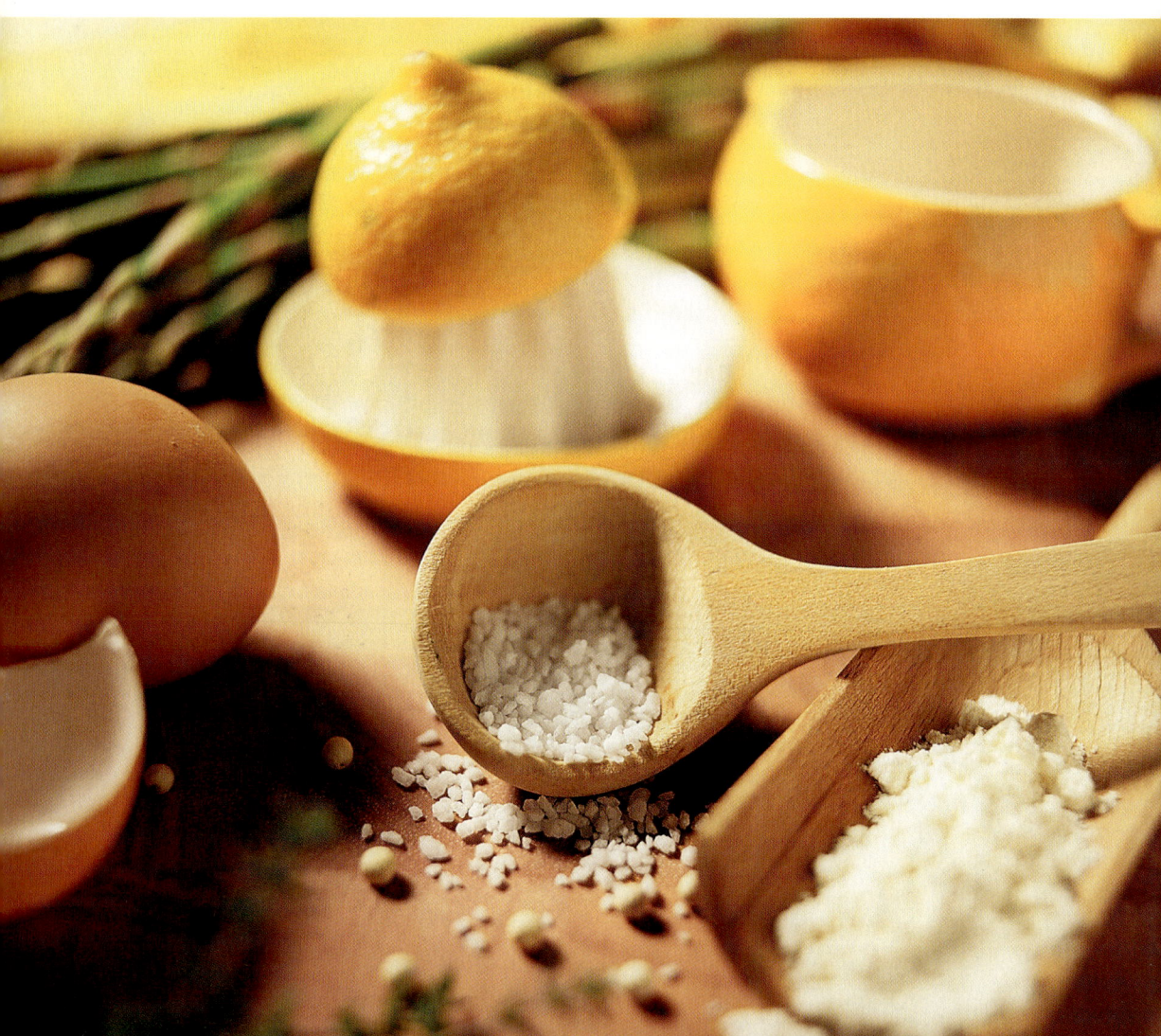

Blitzmayonnaise

1 Senf und Ei mit einem Pürierstab kurz verschlagen.

2 Bei laufendem Gerät das Öl in dünnem Strahl langsam dazugießen.

Zubereitungszeit: 5 Minuten

Für 4 Portionen
1 TL Senf
1 frisches Ei
1/4 l Sonnenblumenöl

2414 kJ/578 kcal, 2 g Eiweiß,
64 g Fett, 0 g Kohlenhydrate,
0 g Ballaststoffe, 0 mg Cholesterin

French Dressing

1 Den Zitronensaft mit Salz, Pfeffer, Zucker und Senfpulver verrühren.

2 Das Öl teelöffelweise unter ständigem Rühren untermischen, bis eine gleichmäßige Emulsion entstanden ist.

Zubereitungszeit: 5 Minuten

Für 4 Portionen
3 EL Zitronensaft
1/4 TL Salz
1 Messerspitze weißer Pfeffer
1/4 TL Zucker
1/4 TL Senfpulver
8 EL Olivenöl

947 kJ/227 kcal, 0 g Eiweiß,
24 g Fett, 3 g Kohlenhydrate,
0 g Ballaststoffe, 0 mg Cholesterin

Helle Sauce

1 Margarine in einem kleinen Topf zerlassen und das Mehl unter Rühren darüber streuen.

2 Sofort die Brühe nach und nach angießen und dabei ständig rühren, damit keine Klümpchen entstehen. Mit Salz und Pfeffer würzen.

3 Die Sauce kann mit geschlagenen Eigelben legiert werden, dann darf sie allerdings nicht mehr aufkochen.

4 Die Sauce mit Zitronensaft würzen.

Zubereitungszeit: 10 Minuten

Für 4 Portionen
40 g milcheiweiß- und laktosefreie Margarine
40 g Mehl
1/2 l milcheiweiß- und laktosefreie Brühe
Salz, frisch gemahlener Pfeffer
eventuell 2 Eigelbe
2 EL Zitronensaft

647 kJ/155 kcal, 3 g Eiweiß,
12 g Fett, 9 g Kohlenhydrate,
1 g Ballaststoffe, 139 mg Cholesterin

Für 2 Gläser à 350 ml

1,5 kg Tomaten
3 Zwiebeln
500 g Paprikaschoten (rot und grün)
2 rote milde Peperoni
3 EL Öl
Salz
1/8 l Rotweinessig
100 g brauner Zucker
je 1 Messerspitze gemahlene Nelken,
Ingwer und Pfeffer
1–2 EL geriebener Meerrettich

gesamt: 2378 kJ/569 kcal, 11 g Eiweiß,
21 g Fett, 80 g Kohlenhydrate,
17 g Ballaststoffe, 0 mg Cholesterin

Tomatenketchup

1 Die Tomaten waschen, die Stielansätze entfernen und das Fruchtfleisch würfeln.

2 Die Zwiebeln abziehen und fein würfeln. Paprikaschoten und Peperoni waschen, halbieren, Stielansätze, Kerne und Trennwände entfernen und das Fruchtfleisch fein würfeln.

3 Das Öl in einem Topf erhitzen und Zwiebel-, Paprika- und Peperoniwürfel darin andünsten. Tomaten zufügen und salzen. Den Deckel auflegen und alles 20 Minuten garen.

4 Das Gemüse durch ein feines Sieb streichen. Essig, Zucker und alle Gewürze einrühren. Das Püree im offenen Topf in weiteren 40 bis 45 Minuten dick einkochen lassen.

5 Tomatenketchup noch heiß in Einmachgläser oder Flaschen füllen und diese sofort verschließen.

Zubereitungszeit: 30 Minuten + 60–65 Minuten garen

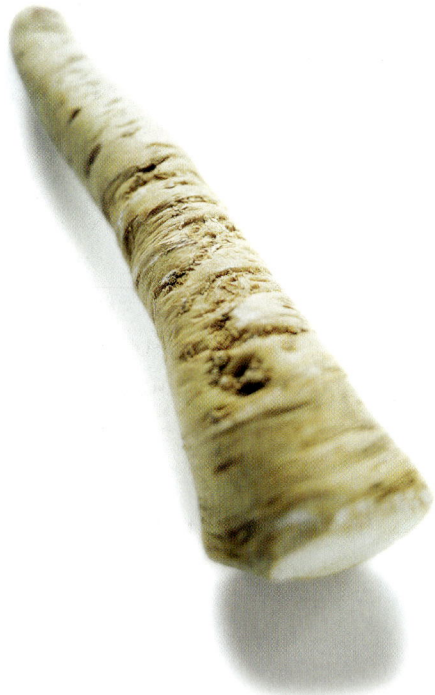

Frisch gerieben, ist Meerrettich besonders aromatisch und gibt dem Ketchup die richtige Schärfe.

Eingelegte Champignons

1 Die Champignons mit Küchenpapier abreiben und nach Bedarf die Stiele kürzen.

2 Den Knoblauch abziehen und in Scheiben schneiden.

3 Essig, Pfefferkörner, Zucker, Salz und Rosmarin in einem Topf aufkochen. Die Champignons einlegen, die Hitze reduzieren und alles etwa 5 Minuten kochen lassen.

4 Den Topf von der Kochstelle ziehen und die Champignons im Sud abkühlen lassen.

5 Die Champignons in Einmachgläser füllen, das Olivenöl darüber gießen und die Gläser verschließen.

Zubereitungszeit: 30 Minuten

Für 4 Portionen
1 kg kleine weiße Champignons
3 Knoblauchzehen
3/4 l Weißweinessig
1 TL schwarze Pfefferkörner
2 EL Zucker
1 TL Salz
1 kleiner Stiel Rosmarin
4 EL Olivenöl

*899 kJ/215 kcal, 6 g Eiweiß,
12 g Fett, 13 g Kohlenhydrate,
4 g Ballaststoffe, 0 mg Cholesterin*

Indisches Bananenchutney

1 Die Bananen schälen und mit einer Gabel zerdrücken.

2 Das Bananenmus mit Gelierzucker, 2 Esslöffel Wasser und Weißwein verrühren. Alles zum Kochen bringen und 4 Minuten sprudelnd kochen lassen.

3 In der Zwischenzeit die Zitrone auspressen. Den Zitronensaft unter das Bananenmus rühren und alles mit Salz, Pfeffer und Ingwer würzen.

4 Das Eigelb verquirlen und unter die heiße, aber nicht mehr kochende Masse rühren.

5 Chutney in Einmachgläser füllen und diese verschließen.

Zubereitungszeit: 20 Minuten

Für 4 Portionen
2 Bananen
250 g Gelierzucker
2 EL Weißwein
1 Zitrone
1 Prise Salz
1 Prise frisch gemahlener Pfeffer
1 Messerspitze Ingwerpulver
1 Eigelb

*1494 kJ/358 kcal, 2 g Eiweiß,
2 g Fett, 79 g Kohlenhydrate,
2 g Ballaststoffe, 60 mg Cholesterin*

Desserts

Für alle Schleckermäuler, die keine Milch vertragen, gibt es genügend Alternativen für einen delikaten Menüabschluss. Auch hier gilt, möglichst naturbelassene Lebensmittel zu verwenden und beim Ausprobieren von neuen Zutaten die eigenen Grenzen Stück für Stück auszutesten.

In Rotwein gedünstete Birnen mit zarter Weinschaumcreme sind eines der Highlights in diesem Kapitel.

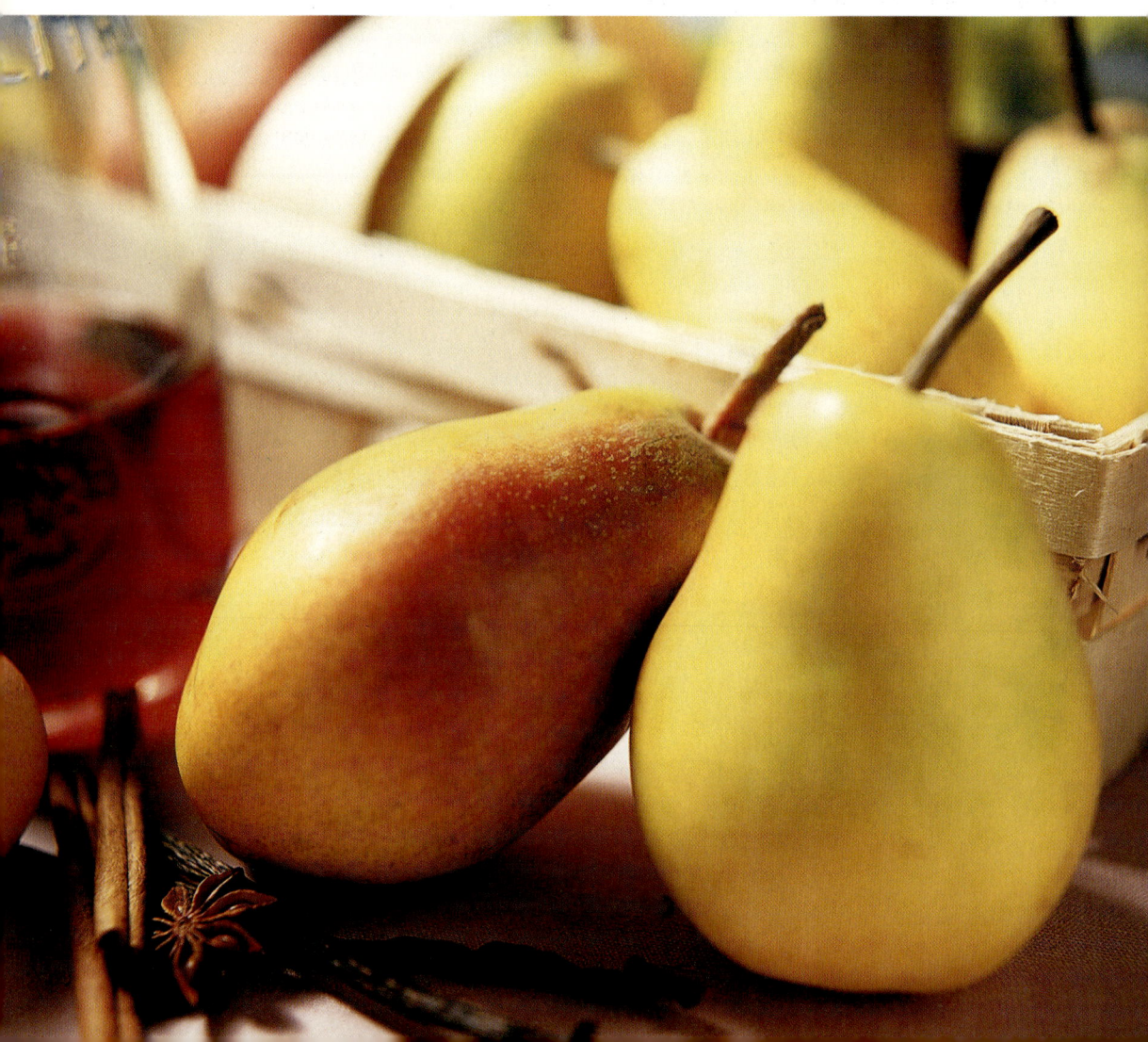

Rotweinbirnen mit Weinschaumsauce

1 Die Birnen waschen, schälen und dabei die Stiele daran lassen. Vom Blütenansatz aus die Kerngehäuse ausstechen.

2 Die Schale der Zitrone abreiben und deren Saft auspressen. Mit Wein und Vanillezucker aufkochen. Birnen einlegen und nicht zu weich dünsten, dabei einmal wenden. Die gefärbten Birnen herausheben und abtropfen lassen. Weinsud abseihen.

3 Für die Schaumsauce Eigelbe, Zucker und Zitronenschale mit den Quirlen des Handrührgeräts zu einer dicklichen Creme aufschlagen. 200 Milliliter Weinsud zugießen und die Creme im Wasserbad so lange schlagen, bis die Sauce ihr Volumen verdoppelt hat.

4 Die Rotweinbirnen mit der warmen Sauce anrichten.

Zubereitungszeit: 30 Minuten

Für 4 Portionen
4 Birnen
1/2 Zitrone
1/2 l Rotwein
2 EL Vanillezucker
Sauce
4 Eigelbe
2 EL Zucker
etwas abgeriebene Schale von
1 unbehandelten Zitrone
200 ml vom Weinsud

1320 kJ/321 kcal, 5 g Eiweiß,
8 g Fett, 41 g Kohlenhydrate,
4 g Ballaststoffe, 277 mg Cholesterin

Pflaumencrumble

1 Den Backofen auf 200 °C (Umluft 180 °C, Gas Stufe 3–4) vorheizen. Eine große, ofenfeste Form mit etwas Margarine ausstreichen, mit 20 Gramm Zucker und etwas Zimt ausstreuen.

2 Die Pflaumen waschen, halbieren, entsteinen und nebeneinander in die Form legen.

3 Restliche Margarine zerlassen, mit den Mandeln und dem restlichen Zucker vermischen. Das Mehl darüber sieben und gut vermischen. Als Streusel über die Pflaumen krümeln.

4 Die Form in den heißen Backofen schieben und das Pflaumencrumble in 30 Minuten knusprig backen. Mit Puderzucker bestauben und servieren.

Zubereitungszeit: 30 Minuten + 30 Minuten backen

Für 6 Portionen
170 g milcheiweiß- und laktosefreie
Margarine
120 g Zucker
1 EL Zimt
1 kg Pflaumen
100 g gemahlene Mandeln
250 g Mehl
30 g Puderzucker

2600 kJ/622 kcal, 9 g Eiweiß,
33 g Fett, 72 g Kohlenhydrate,
8 g Ballaststoffe, 0 mg Cholesterin

Für 4 Portionen
150 g Zucker
100 ml frisch gepresster Zitronensaft
200 ml Weißwein
abgeriebene Schale von
1 unbehandelten Zitrone
2 Eiweiß
Sekt oder Champagner

1103 kJ/264 kcal, 2 g Eiweiß,
0 g Fett, 45 g Kohlenhydrate,
0 g Ballaststoffe, 0 mg Cholesterin

Zitronensorbet

1 Zucker und 150 Milliliter Wasser zum Kochen bringen und in 5 Minuten zu klarem Sirup kochen. Von der Kochstelle nehmen und erkalten lassen.

2 Den Zitronensaft abseihen und mit dem Wein und der Zitronenschale unter den Zuckersirup mischen.

3 Eiweiß zu Eischnee halbsteif schlagen und mit dem Schneebesen unter die Zitronenmischung ziehen.

4 Die Masse in einer breiten Edelstahlschüssel im Tiefkühlfach 3 Stunden gefrieren lassen, dabei zwischendurch immer wieder mit einem Schneebesen durchrühren.

5 Gläser kühl stellen. Das Sorbet vor dem Servieren mit dem Pürierstab durcharbeiten. Portionsweise in die gekühlten Gläser füllen und mit Sekt oder Champagner aufgießen.

Zubereitungszeit: 30 Minuten + 3 Stunden tiefkühlen

Für 4–6 Portionen
110 g Mehl
2 EL Öl
1 EL Zucker
6 Bananen
Palmfett zum Ausbacken
Honig

Bei 6 Portionen:
1016 kJ/243 kcal, 4 g Eiweiß,
5 g Fett, 46 g Kohlenhydrate,
4 g Ballaststoffe, 0 mg Cholesterin

Gebackene Bananen

1 Mehl in eine Schüssel sieben und mit 1/8 Liter Wasser, Öl und Zucker zu einem glatten, nicht schaumigen Teig verquirlen. Den Teig 30 Minuten ruhen und ausquellen lassen.

2 Die Bananen schälen und jede quer in 3 Teile schneiden.

3 Ausreichend Fett in einer hohen Pfanne oder einem Topf sehr stark erhitzen.

4 Die Bananenstücke in den Teig tauchen, etwas abtropfen lassen und im heißen Fett goldbraun und knusprig backen. Mit Honig beträufeln und servieren.

Zubereitungszeit: 25 Minuten + 30 Minuten ruhen

Obstsalat mit Rum-Eier-Sauce

1 Das Obst waschen, putzen, in Stücke schneiden und nach Bedarf mit Vanillezucker süßen.

2 Für den Krokant ein großes Stück Butterbrotpapier sowie ein Nudelholz einölen. Den Zucker unter Rühren in einer Pfanne schmelzen. Margarine und Mandeln schnell unterrühren, die Masse darf nur leicht hellbraun werden. Die Pfanne sofort von der Kochstelle nehmen, die Masse auf das Butterbrotpapier geben und mit dem Nudelholz etwa 1 Zentimeter dick ausrollen. Den Krokant abkühlen lassen und zerbröckeln.

3 Eigelbe, Eiweiß und Zucker schaumig schlagen, bis die Masse dickflüssig ist. Den Rum unterrühren.

4 Obstsalat mit Sauce beträufeln und mit Krokant garnieren.

Zubereitungszeit: 45 Minuten

Für 4 Portionen
800 g Obst nach Belieben
Vanillezucker je nach Bedarf des Obsts
Krokant
etwas Öl
60 g Zucker
20 g milcheiweiß- und laktosefreie Margarine
30 g gehackte Mandeln
Rum-Eier-Sauce
2 Eigelbe
1 Eiweiß
60 g Zucker
2 EL Rum

1635 kJ/391 kcal, 6 g Eiweiß,
12 g Fett, 59 g Kohlenhydrate,
4 g Ballaststoffe, 139 mg Cholesterin

Zabaione mit flambierten Kirschen

1 Die Kirschen abtropfen lassen, dabei den Saft auffangen. 1/8 Liter Kirschsaft in einer Pfanne erhitzen und Kirschen, Zitronenschale und Zucker darin heiß werden lassen.

2 Eigelbe, Zucker, Marsala und Cognac im Wasserbad mit einem Schneebesen oder den Quirlen des Handrührgeräts zu einer dicken Creme schlagen und warm halten.

3 Eiweiß mit Puderzucker zu Eischnee steif schlagen und unter die Creme heben.

4 Die Zabaione in Gläser füllen und mit den heißen Kirschen besetzen. Bei Tisch Cognac und Cointreau in einer Suppenkelle erwärmen, über die Kirschen gießen und flambieren.

Zubereitungszeit: 30 Minuten

Für 4 Portionen
Kirschen
1 Glas Sauerkirschen
1 TL abgeriebene Zitronenschale
1 gehäufter EL Zucker
Zabaione
6 Eigelbe
6 TL Zucker
1 Glas Marsala
2 cl Cognac
3 Eiweiß
6 EL Puderzucker
Zum Flambieren
4 cl Cognac
2 cl Cointreau

1793 kJ/429 kcal, 9 g Eiweiß,
11 g Fett, 58 g Kohlenhydrate,
1 g Ballaststoffe, 416 mg Cholesterin

Brot und Gebäck

Wenn es ans Backen geht, ist es am besten, frisch gemahlenes Mehl und einzelne Zutaten zu verwenden. Nur so ist garantiert, dass das Gebäck frei von Zusatzstoffen ist. Fertigbackmischungen sollte man aus diesem Grund skeptisch betrachten.

Besonders saftig wird Vollkornbrot mit Äpfeln gebacken – und überzeugt garantiert auch Frühstücksmuffel.

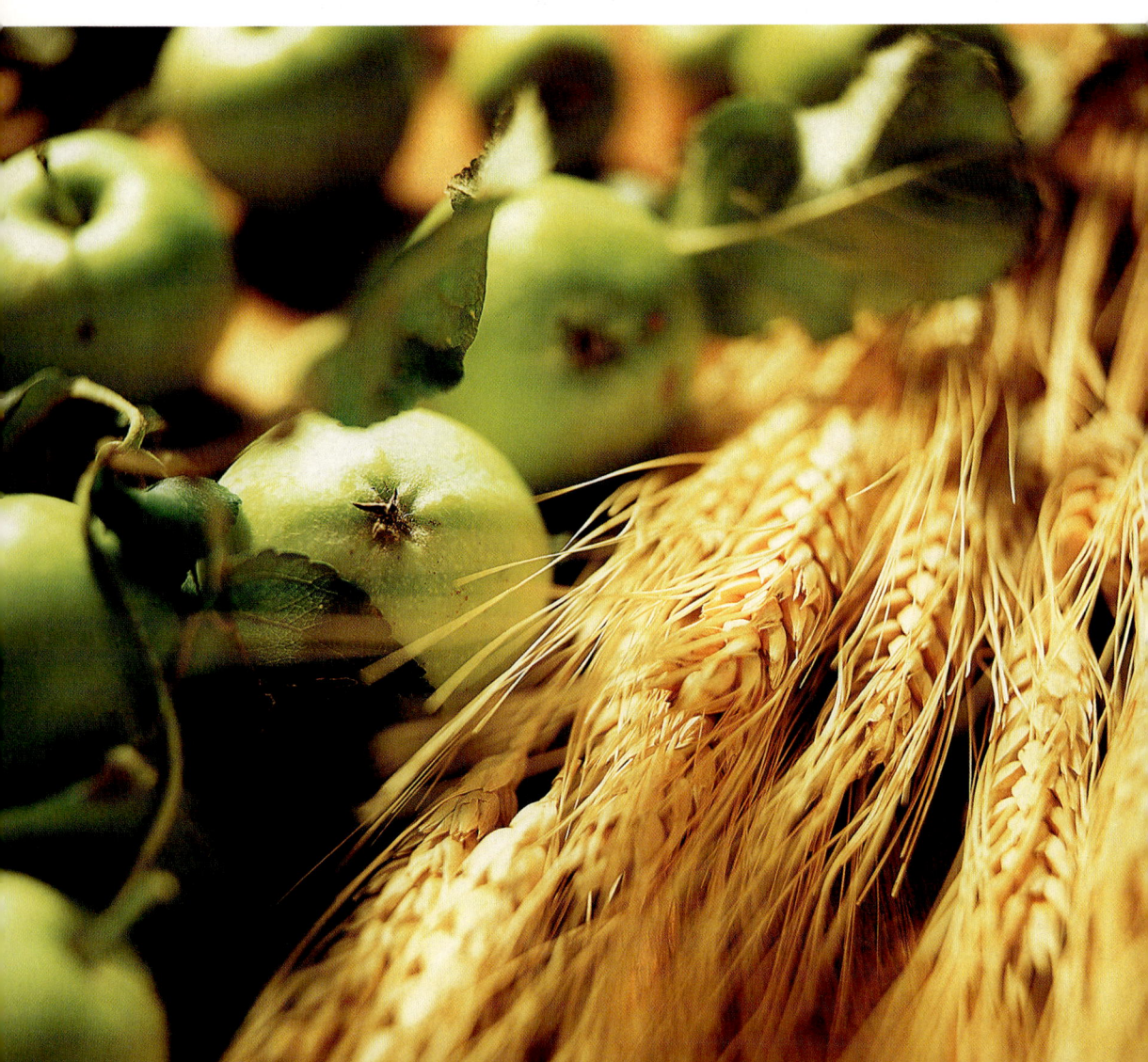

Brot mit Äpfeln

1 Äpfel waschen, schälen, Kerngehäuse entfernen und das Fruchtfleisch würfeln.

2 Schrot und Apfelstücke vermischen und abgedeckt an einem warmen Ort etwa 3 Stunden ruhen lassen.

3 Backofen auf 175 °C (Umluft 155 °C, Gas Stufe 2) vorheizen. Eine Brotbackschale mit Margarine ausfetten.

4 Restliche Margarine und Zucker mit den Quirlen des Handrührgeräts schaumig rühren. Zimt, Muskatnuss und nacheinander die Eier unter die Masse rühren. Die Schrot-Apfel-Mischung unterziehen.

5 Den Teig in die Schale füllen und im heißen Backofen etwa 1 Stunde 30 Minuten backen.

Zubereitungszeit: 25 Minuten + 3 Stunden ruhen + 1 Stunde 30 Minuten backen

Für 1 Brot
500 g Kochäpfel
500 g Weizenvollkornschrot
250 g weiche milcheiweiß- und laktosefreie Margarine
500 g Rohrzucker
1 TL gemahlener Zimt
2 TL frisch geriebene Muskatnuss
3 Eier

gesamt: 24787 kJ/5930 kcal, 84 g Eiweiß, 236 g Fett, 863 g Kohlenhydrate, 55 g Ballaststoffe, 713 mg Cholesterin

Dreikornbrot

1 Das Mehl in eine Schüssel geben, Hefe hineinbröckeln, 1/2 Liter lauwarmes Wasser zufügen und alles mit den Knethaken des Handrührgeräts verrühren. Die restlichen Zutaten zugeben und den Teig nochmals verrühren. Eine Brotkastenform mit Öl ausfetten, den Teig darin verteilen und zugedeckt an einem warmen Ort 30 Minuten gehen lassen.

2 Den Backofen auf 200 °C (Umluft 180 °C, Gas Stufe 3–4) vorheizen. Die Form in den heißen Backofen stellen und das Brot 60 Minuten backen. Damit seine Oberfläche schön knusprig wird, eine Tasse mit Wasser während des Backvorgangs in den Backofen stellen.

Zubereitungszeit: 15 Minuten + 30 Minuten gehen + 60 Minuten backen

Für 1 Brot
500 g frisch gemahlener Weizen
1 Würfel frische Hefe (42 g)
50 g Sesam
50 g Leinsamen
50 g Sonnenblumenkerne
2 EL Essig
2 TL Salz
Außerdem
Öl für die Form

gesamt: 10282 kJ/2460 kcal, 96 g Eiweiß, 74 g Fett, 348 g Kohlenhydrate, 55 g Ballaststoffe, 0 mg Cholesterin

Springform von 28 cm Durchmesser
1 kg Äpfel (z. B. Boskop)
1 Flasche Apfelcidre
(ersatzweise Apfelsaft)
200 g Zucker
2 Päckchen milcheiweiß- und
laktosefreies Vanillepuddingpulver
250 g Mehl
1/2 Päckchen Weinsteinbackpulver
125 g milcheiweiß- und laktosefreie
Margarine
125 g Zucker
1 Ei
1 Päckchen Vanillezucker
Außerdem
Öl für die Form

*gesamt: 17765 kJ/4250 kcal, 41 g Eiweiß,
117 g Fett, 683 g Kohlenhydrate,
33 g Ballaststoffe, 220 mg Cholesterin*

Cidrekuchen

1 Am Vortag die Äpfel waschen, schälen, Kerngehäuse entfernen und das Fruchtfleisch klein würfeln.

2 Apfelcidre, Zucker und Vanillepuddingpulver unter Rühren aufkochen lassen. Die Apfelwürfel zugeben und die Masse vollständig erkalten lassen.

3 Am nächsten Tag Mehl und Backpulver in eine Schüssel sieben. Margarine, Zucker, Ei und Vanillezucker zufügen und alles rasch zu einem glatten Mürbeteig verkneten.

4 Den Backofen auf 175 °C (Umluft 155 °C, Gas Stufe 2) vorheizen. Eine Springform mit Öl einfetten.

5 Den Teig ausrollen, in die Form geben und bis zum Rand hochziehen. Die erkaltete Cidremasse einfüllen und die Oberfläche glatt streichen.

6 Die Form in den heißen Backofen geben und den Kuchen zunächst 50 Minuten backen, dann die Oberfläche mit Backpapier abdecken und den Kuchen in weiteren 40 Minuten fertig backen.

Zubereitungszeit: 40 Minuten + erkalten über Nacht + 1 Stunde 30 Minuten backen

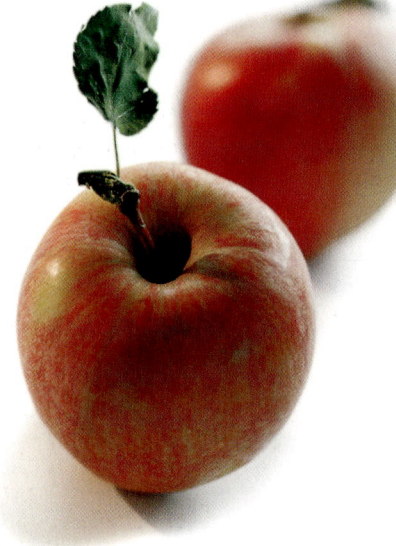

*Je säuerlicher die Äpfel, desto
ausgeprägter wird der
Geschmack des Kuchens.*

Rhabarberkranz

1 Die Rhabarberstangen an den Enden etwas kürzen, waschen, abziehen und in kleine Stücke schneiden. Mit den Mandeln vermischen.

2 Margarine mit 150 Gramm Zucker, Salz und Vanillezucker schaumig rühren. Nach und nach die Eigelbe unterrühren.

3 Mehl mit Backpulver mischen, über die Margarinemasse sieben und verrühren. Rhabarberstücke unterheben.

4 Eiweiß zu Eischnee steif schlagen, dabei den restlichen Zucker nach und nach einrieseln lassen. Den Eischnee unter den Teig heben.

5 Den Backofen auf 175 °C (Umluft 155 °C, Gas Stufe 2) vorheizen. Eine Kranzform mit Öl fetten und mit etwas Zucker ausstreuen.

6 Den Teig in die Form füllen und glatt streichen. Die Form auf die zweite Schiene von unten in den heißen Backofen stellen und den Kuchen in 55 bis 60 Minuten backen.

7 Die Form aus dem Backofen nehmen und den Kuchen in der Form etwa 10 Minuten abkühlen lassen. Den Kuchen auf ein Kuchengitter stürzen und mit Puderzucker bestauben.

Zubereitungszeit: 45 Minuten + 55–60 Minuten backen

Kranzform von 26 cm Durchmesser
500 g Rhabarber
100 g gemahlene Mandeln
250 g weiche milcheiweiß- und laktosefreie Margarine
250 g Zucker
1 Prise Salz
1 Päckchen Bourbon-Vanillezucker
5 Eigelbe
250 g Mehl
1 Päckchen Weinsteinbackpulver
5 Eiweiß
Außerdem
Öl und Zucker für die Form
Puderzucker

gesamt: 20064 kJ/4800 kcal, 90 g Eiweiß, 296 g Fett, 444 g Kohlenhydrate, 37 g Ballaststoffe, 1390 mg Cholesterin

Durch die Rhabarberstücke bekommt der Kuchen eine angenehm säuerliche Note, die besonders bei Kindern gut ankommt.

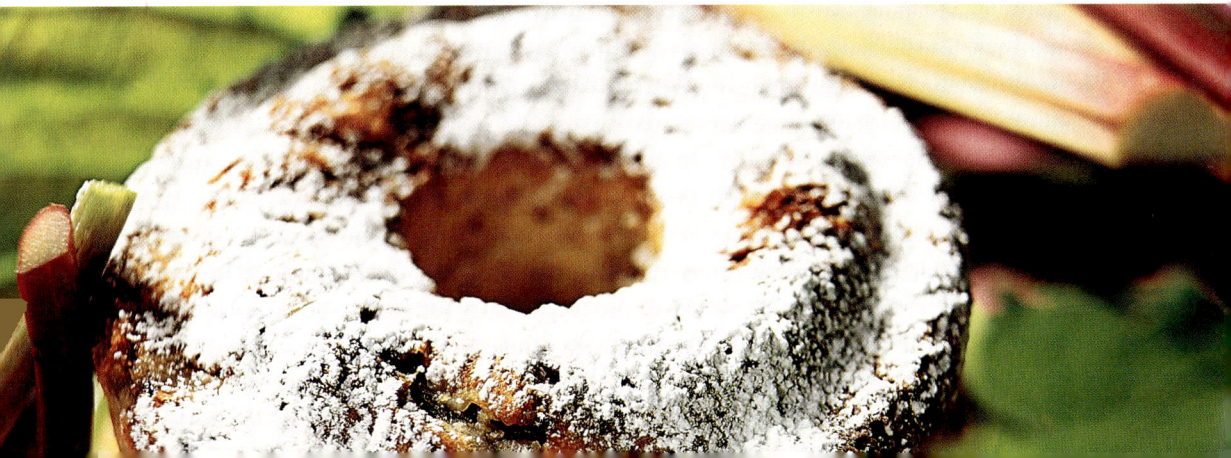

Kranzform von 26 cm Durchmesser

2 Tassen Mehl (300 g)
1 Päckchen Weinsteinbackpulver
2 Tassen Zucker (300 g)
1 Tasse milcheiweiß- und
laktosefreien Backkakao (130 g)
200 g gemahlene Haselnüsse
5 Eier
1 Tasse Mineralwasser mit
Kohlensäure (250 ml)
1 Tasse Öl (250 ml)
Öl für die Form
Puderzucker

gesamt: 28090 kJ/6720 kcal,
131 g Eiweiß, 375 g Fett, 708 g Kohlen-
hydrate, 76 g Ballaststoffe,
1190 mg Cholesterin

Turbokuchen

1 Mehl und Backpulver in eine Schüssel sieben. Zucker, Backkakao, Haselnüsse, Eier, Mineralwasser und Öl zufügen und alles mit den Quirlen des Handrührgeräts verrühren.

2 Den Backofen auf 160 °C (Umluft 140 °C, Gas Stufe 1–2) vorheizen. Eine Kranzform mit etwas Öl einfetten und mit Haselnüssen ausstreuen.

3 Den Teig in die Form füllen, die Form in den heißen Backofen stellen und den Kuchen 60 Minuten backen.

4 Den Kuchen in der Form auskühlen lassen, stürzen und mit Puderzucker bestauben.

Zubereitungszeit: 20 Minuten + 60 Minuten backen

Tarteform von 26 cm Durchmesser
6 EL Zucker
6 EL Mehl
1/2 Päckchen Weinsteinbackpulver
3 mittelgroße Eier
6 EL Öl
Außerdem
Öl für die Form

gesamt: 7106 kJ/1700 kcal,
37 g Eiweiß, 82 g Fett, 204 g Kohlen-
hydrate, 6 g Ballaststoffe,
713 mg Cholesterin

Boden für Obstkuchen

1 Zucker, Mehl, Backpulver, Eier und Öl mit den Quirlen des Handrührgeräts verrühren.

2 Backofen auf 180 °C (Umluft 160 °C, Gas Stufe 2–3) vorheizen. Eine Tarteform mit etwas Öl einfetten.

3 Den Teig in die Form geben und glatt streichen. Die Form in den heißen Backofen stellen und den Kuchenboden in 20 bis 30 Minuten backen. Herausnehmen und in der Form auskühlen lassen. Stürzen und belegen.

Zubereitungszeit: 20 Minuten + 20–30 Minuten backen

Tipp Zum Belegen beliebiges Obst wählen. Wer möchte, kann den Kuchen mit einer Glasur bestreichen, um die Früchte zu fixieren. Dazu etwas Konfitüre erwärmen, durch ein Sieb streichen, mit wenig Wasser aufkochen und auf das Obst pinseln.

Krümelkuchen

1 Die Johannisbeeren waschen, abtropfen lassen und mit einer Gabel von den Stielen streifen.

2 Den Backofen auf 200 °C (Umluft 180 °C, Gas Stufe 3–4) vorheizen. Eine Tarteform mit Öl einfetten.

3 Margarine bei schwacher Hitze zerlassen, aber nicht zu heiß werden lassen. Die lauwarme Margarine in eine Schüssel geben, Haselnüsse, Mandeln, Zucker, 2 Päckchen Vanillezucker und Salz zufügen. Das Mehl darüber sieben. Alle Zutaten in der Schüssel mit den Fingern zu einem krümeligen Streuselteig zerreiben; der Teig darf nicht gerührt werden.

4 Die Hälfte der Streusel in die Form streuen, die Beeren darauf verteilen und den restlichen Teig darüber streuen.

5 Die Form in den heißen Backofen stellen und den Kuchen in etwa 25 Minuten backen. Aus dem Backofen nehmen und in der Form auskühlen lassen.

6 Puderzucker und das letzte Päckchen Vanillezucker mischen und über den Kuchen streuen.

Zubereitungszeit: 35 Minuten +
25 Minuten backen

Tipp Wenn Sie anderes Obst als Johannisbeeren verwenden wollen, dann achten Sie darauf, dass es ebenso säuerlich ist. Denn erst dieser Gegensatz zu den süßen Krümeln sorgt für das geschmackliche Erlebnis.

Tarteform von 26 cm Durchmesser

500 g Johannisbeeren
200 g milcheiweiß- und laktosefreie Margarine
100 g gemahlene Haselnüsse
100 g gehackte Mandeln
200 g Zucker
3 Päckchen Vanillezucker
1 Prise Salz
240 g Mehl
1–2 EL Puderzucker
Außerdem
Öl für die Form

gesamt: 19520 kJ/4670 kcal,
65 g Eiweiß, 282 g Fett, 463 g Kohlen-
hydrate, 73 g Ballaststoffe,
0 mg Cholesterin

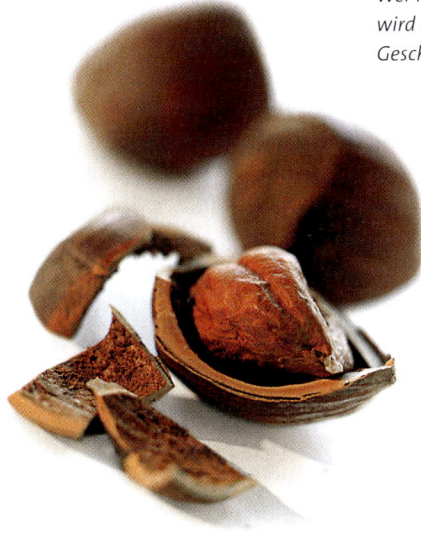

Wer Haselnüsse frisch mahlt,
wird mit einem intensiven
Geschmack belohnt.

Für etwa 100 Stück
250 g milcheiweiß- und laktosefreie
Margarine
375 g Mehl
250 g Zucker
1 Päckchen Vanillezucker
1 Ei
125 g gemahlene Haselnüsse
Überzug
milcheiweiß- und laktosefreie Zartbitterkuvertüre nach Bedarf

*209 kJ/50 kcal, 1 g Eiweiß,
3 g Fett, 5 g Kohlenhydrate,
0 g Ballaststoffe, 2 mg Cholesterin*

Spritzgebäck

1 Am Vortag die Margarine schaumig rühren. Das Mehl dazusieben und alle anderen Zutaten dazugeben. Alles zu einem nicht zu lockeren Teig verarbeiten. Den Teig einige Stunden, besser über Nacht ruhen lassen.

2 Am nächsten Tag den Backofen auf 175 °C (Umluft 155 °C, Gas Stufe 2) vorheizen. Backblech mit Backpapier auslegen.

3 Den Teig in eine Spritztüte mit Sterntülle füllen und Ringe, Stangen oder Kringel auf das Backblech spritzen.

4 Das Backblech in den heißen Backofen geben und das Gebäck etwa 15 bis 20 Minuten backen.

5 Nach Bedarf die Kuvertüre in einem Wasserbad schmelzen lassen und das Gebäck jeweils ein wenig eintunken.

Zubereitungszeit: 40 Minuten + ruhen über Nacht + 15–20 Minuten backen

Für etwa 60 Stück
125 g gestiftelte oder
gehackte Mandeln
225 g Puderzucker
2 Eiweiß
60 g gehackte oder geraspelte
milcheiweiß- und laktosefreie
Schokolade

*136 kJ/33 kcal, 1 g Eiweiß,
1 g Fett, 4 g Kohlenhydrate,
0 g Ballaststoffe, 0 mg Cholesterin*

Wespennester

1 Die Mandeln in einer Pfanne ohne Zugabe von Fett rösten, herausnehmen und ganz erkalten lassen.

2 125 Gramm Puderzucker mit 2 Esslöffel Wasser verrühren.

3 Eiweiß zu Eischnee steif schlagen und dabei den restlichen Puderzucker einrieseln lassen.

4 Den Backofen auf 150 °C (Umluft 130 °C, Gas Stufe 1) vorheizen. Ein Backblech mit Backpapier auslegen.

5 Mandeln, angerührten Puderzucker, Eischnee und Schokolade miteinander vermischen. Kleine Teighäufchen auf das Backpapier setzen. In den heißen Backofen geben und die Plätzchen 10 bis 12 Minuten backen.

Zubereitungszeit: 35 Minuten + 10–12 Minuten backen

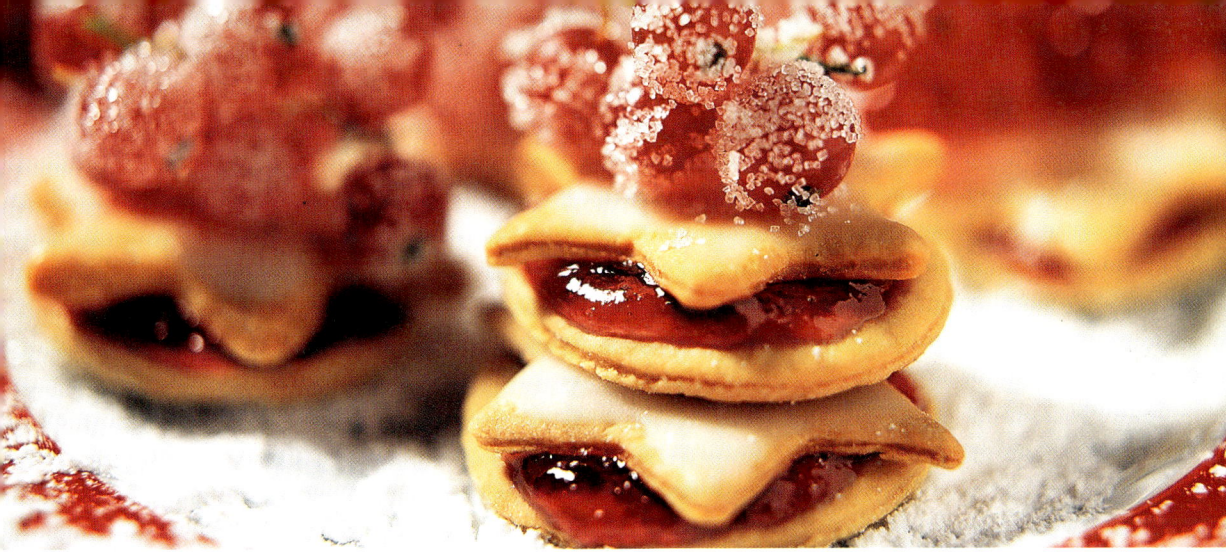

Witzige Variante: Stechen Sie zwei unterschiedliche Motive aus, und bauen Sie sie zu Rumtörtchen zusammen.

Rumtörtchen

1 Mehl und Backpulver sieben. Margarine, Ei, Zucker und Vanillezucker zufügen und alles rasch zu einem glatten Mürbeteig kneten. Den Teig in Frischhaltefolie wickeln und etwa 30 Minuten im Kühlschrank ruhen lassen.

2 Den Backofen auf 180 °C (Umluft 160 °C, Gas Stufe 2–3) vorheizen. Ein Backblech mit Backpapier auslegen.

3 Den Teig auf einer bemehlten Arbeitsfläche dünn ausrollen. Mit einem Ring Böden ausstechen. Für die Deckel aus der Hälfte der Böden aus deren Mitte ein kleines Motiv (Herz, Kreis, Raute) ausstechen. Alle Teile auf das Backblech legen.

4 Alle Teile etwa 10 Minuten backen. Herausnehmen und auskühlen lassen.

5 Die Böden mit Johannisbeergelee bestreichen, die Deckel auflegen und leicht andrücken. Aus Puderzucker, Rumaroma und 1 bis 1 1/2 Esslöffel heißem Wasser einen Guss rühren und die Deckel damit bestreichen.

Zubereitungszeit: 50 Minuten + 30 Minuten kühlen + 10 Minuten backen

Für etwa 40 Stück

300 g Mehl
2 gestrichene TL Backpulver
150 g milcheiweiß- und laktosefreie Margarine
1 Ei
100 g Zucker
1 Päckchen Vanillezucker
Mehl für die Arbeitsfläche
Johannisbeergelee
125 g Puderzucker
1 Fläschen Rumaroma

*330 kJ/79 kcal, 1 g Eiweiß,
3 g Fett, 11 g Kohlenhydrate,
0 g Ballaststoffe, 6 mg Cholesterin*

Für 1 Blech
eventuell Fett fürs Blech
150 g milcheiweiß- und laktosefreie
Margarine
2 EL Honig
1 TL Natron oder Weinsteinbackpulver
300 g Mehl
150 g Haferflocken
100 g Rosinen
100 g Kokosraspel
200 g Zucker
100 g Sonnenblumenkerne

*gesamt: 18183 kJ/4350 kcal, 61 g Ei-
weiß, 241 g Fett, 484 g Kohlenhydrate,
45 g Ballaststoffe, 0 mg Cholesterin*

Für etwa 15 Stück
40 g getrocknete Aprikosen
40 g getrocknete Pflaumen
etwa 3 EL Aprikosensaft
Fett fürs Blech
125 g milcheiweiß- und laktosefreie
Margarine
125 g Zucker
1 Ei
1 Eigelb
300 g Mehl
1 TL Weinsteinbackpulver
100 g Aprikosenkonfitüre
Überzug
300 g milcheiweiß- und laktosefreie
Zartbitterkuvertüre

*1191 kJ/285 kcal, 5 g Eiweiß,
10 g Fett, 42 g Kohlenhydrate,
4 g Ballaststoffe, 34 mg Cholesterin*

Rosinenchew

1 Den Backofen auf 175 °C (Umluft 155 °C, Gas Stufe 2) vorheizen. Ein Backblech einfetten oder mit Backpapier auslegen.

2 Margarine und Honig in einem Topf bei mittlerer Hitze schmelzen lassen. Alle anderen Zutaten unterheben.

3 Die Masse auf dem Backblech etwa 1 Zentimeter hoch verstreichen und 20 bis 25 Minuten backen.

4 Direkt nach dem Backen in Riegel schneiden oder unge-schnitten auskühlen lassen und in Stücke brechen.

Zubereitungszeit: 20 Minuten + 20–25 Minuten backen

Powerkugeln

1 Die Früchte fein würfeln und mit Saft beträufeln.

2 Den Backofen auf 175 °C (Umluft 155 °C, Gas Stufe 2) vorheizen. Ein Backblech einfetten.

3 Margarine und Zucker schaumig rühren. Ei und Eigelb unterrühren. Mehl und Backpulver darüber sieben und unterrühren. Die Früchte unterkneten. Aus der Masse etwa 30 Kugeln von 3 Zentimeter Durchmesser formen und auf das Backblech setzen.

4 Die Kugeln etwa 15 Minuten backen; dabei sinken sie zu Halbkugeln zusammen. Herausnehmen, auskühlen lassen.

5 Die flachen Seiten der Hälften mit Konfitüre bestreichen und je zwei Hälften zu einer Kugel zusammensetzen.

6 Kuvertüre im Wasserbad schmelzen. Die Kugeln portions-weise darin wenden und auf einem Gitter trocknen lassen.

Zubereitungszeit: 60 Minuten + 15 Minuten backen

Impressum

© 2002 by Südwest Verlag, einem Unternehmen der Verlagsgruppe Random House GmbH, 81673 München.

3. Auflage 2004

Redaktion:
Dr. Ute Paul-Prößler

Projektleitung:
Alexandra Endres

Bildredaktion:
Alescha Birkenholz

Umschlagskonzeption:
Lohmüller Werbeagentur, Berlin

Umschlag:
Reinhard Soll

Satz/DTP:
Mihriye Yücel

Druck:
Weber Offset, München

Bindung:
R. Oldenbourg, München

Printed in Germany
Gedruckt auf chlor- und säurearmem Papier

ISBN 3-517-06305-3

Über die Autorin

Dagmar Kihm-Schreiber ist selbst indirekt betroffen, da ihr Sohn von Geburt an sowohl an einer Laktose-Intoleranz als auch an einer Kuhmilcheiweißallergie leidet. Vor vielen Jahren hat sie eine Selbsthilfegruppe ins Leben gerufen, die bundesweit tätig ist, um allen Betroffenen Rat und Hilfe sowie ein Forum zum Austausch zu bieten. Ihre Erfahrungen und ihr praktisches Wissen gibt Dagmar Kihm-Schreiber in ihrem Ernährungsratgeber weiter.

Wichtige Adressen

Selbsthilfegruppe Kuhmilchallergie und Laktoseintoleranz Homburg, Dagmar Kihm-Schreiber, Potsdamer Straße 10, 66424 Homburg, Fon/Fax 06841/72336, E-Mail: dagmarkihm@freenet.de
Deutscher Allergie- und Asthmabund e.V., Fliethstraße 114, 41061 Mönchengladbach, Fon 02161/814940, Fax 02161/8149430, www.daab.de, E-Mail: info@daab.de
Arbeitsgemeinschaft Allergiekrankes Kind (AAK) e.V., Nassaustraße 32, 35745 Herborn, Fon 02772/9287-0, Fax 02772/9287-9, www.aak.de, E-Mail: koordination@aak.de

Literatur

Collier, Renate: Milchallergie! Eine unterschätzte Gefahr. Norbert Messing Verlag, Bad Schönborn, 2. Auflage 2000
Elmadfa, Ibrahim/Muskat, Erich/Fritzsche, Doris: GU Kompass E-Nummern – Lebensmittel-Zusatzstoffe. Gräfe und Unzer Verlag, München, 7. Auflage 2001
Kircher, Nora: Milchallergie und Laktoseintoleranz. Werner Jopp Verlag, Wiesbaden, 5. Auflage 1999
Odinga, Sabine/Klose, Jörn: Kuhmilch-Allergie – was nun? Medizinisch Literarische Verlagsgesellschaft, Uelzen 1994

Hinweis

Das vorliegende Buch ist sorgfältig erarbeitet worden. Dennoch erfolgen alle Angaben ohne Gewähr. Weder Autorin noch Verlag können für eventuelle Nachteile oder Schäden, die aus den im Buch gemachten Hinweisen resultieren, eine Haftung übernehmen.

Bildnachweis

Alle Fotos stammen von Antje Plewinski, Berlin, mit Ausnahme von: Arteria Photography, Kassel: 20; Beat Ernst, Basel: 33; Image Bank, München: 17 (David de Lossy), 39 (Fernando Bueno); Photonica, Hamburg: 10 (Jun Yamashita), 18 (Ryuichi Sato); Südwest Verlag, München: 22 (Peter von Felbert), 46, 49, 58, 64, 72, 88, 91 (Rolf Seiffe); Zefa, Düsseldorf: 4 (Flamisch), 6 (Alexander Scott), 27 (A. Inden), 40 (G. Baden)

Sachregister

Allergien 7, 8
Allergikertypen 7
Amaranth 32
Antigen 11
Antikörper 11
Diagnostik bei Allergien 19
Diagnostik bei Laktose-Intoleranz 22
Eliminationsdiät 19
E-Nummern 34ff.
Enzympräparate 24
Gen-Food 39
Gewebeprobe 23
H_2-Atemtest 23
Histamin 8
IgE 7
Immunglobulin-G-Test 20
Intrakutantest 20
Kalzium 29
Kinesiologischer Test 21
Kratz- oder Ritztest 20
Kreuzallergie 12
Kuhmilchallergie 11
Laktase 13
Laktasepräparate 24
Laktose 13
Laktosebelastung 23
Laktose-Intoleranz 13
Lebensmitteldeklaration 38
Lebensmittelzusatzstoffe 34, 36
Milchsäure (E 472b) 35
Nahrungsmittelallergien 9
Nahrungsmittelintoleranzen 14
Oraler Provokationstest 21
Pricktest 20
Produkte des täglichen Gebrauchs 12
Provokationstest 23
Pseudoallergien 8, 14
Quinoa 33
Radio-Allergo-Sorbens-Test 20
Radio-Immuno-Sorbens-Test 20
RAST 20
Reibetest 19
RIST 20
Säuglinge 25
Scratchtest 20
Selbsttest 19
Sensibilisierung 7
Sojabohne 12
Spurenelemente 30
Stichtest 20
Symptome 16
Vitamin D 29
Vitamine 31
Zusatzstoffe 34, 36

Rezeptregister

Bananen, Gebackene 84
Bananenchutney, Indisches 81
Bandnudeln mit Lamm 67
Bandnudeln mit Knoblauch,
    Chili und Petersilie 68
Beef International 74
Blumenkohlsuppe mit Krabben 55
Bohneneintopf 58
Brot mit Äpfeln 87
Champignons, Eingelegte 81
Champignons mit
    Steinpilzen, Gefüllte 46
Cidrekuchen 88
Curry-Reis-Salat 50
Currysuppe mit Hähnchen 56
Dibbelabbes aus dem Saarland 66
Dreikornbrot 87
Eierpfanne, Katalanische 48
Eiersalat Hawaii 51
Ei-Oliven-Brotaufstrich 52
Fettuccine alla marinara 69
French Dressing 79
Gemüsepüree 61
Getreidefläschchen 41
Jägerkohl 62
Jakobsmuscheln, Überbackene 77
Kalbslebertopf, Flambierter 72
Kartoffelauflauf, Exotischer 64
Kartoffel-Blumenkohl-Brei 42
Kartoffelpuffer mit Spargel
    und Lachs 45
Kartoffelpuffer, Knusprige 65
Knoblauch»butter« 53
Krümelkuchen 91

Lachs-Tatar-Happen 53
Lammkeule aus dem Bratschlauch 73
Mandelhuhn mit Champignons 71
Mandelmilch 41
Mayonnaise, Blitz- 79
Nudelteig, Selbst gemachter 69
Obstkompott 43
Obstkuchen, Boden für 90
Obstsalat mit Rum-Eier-Sauce 85
Palmenherzencocktail 47
Paprikaeier, Süßsaure 49
Paprikagemüse 62
Paprikaschoten, Gefüllte 63
Penne mit Kalbsleber, Champignons
    und Salbei 68
Pflaumencrumble 83
Powerkugeln 94
Provenzalischer Topf 57
Reisfleisch, Ungarisches 59
Rhabarberkranz 89
Rindfleisch-Möhren-Brei 42
Rosinenchew 94
Rotweinbirnen mit
    Weinschaumsauce 83
Rumtörtchen 93
Salatteller mit Knoblauchgarnelen 45
Sauce, Helle 79
Scampi aus dem Ofen 77
Schaumomelett 48
Schweinemedaillons mit Aprikosen 73
Seelachsfilet im Erdnussmantel 76
Seewolf exotisch 76
Sesamkartoffeln 65
Spinatgnocchi 66
Spritzgebäck 92
Süßsaure Paprikaeier 49
Tomatenketchup 80
Tomatensuppe, Herzhafte 55
Thunfischsalat 51
Turbokuchen 90
Weihnachtsgans 75
Wespennester 92
Wildsuppe, Burgunder 56
Zabaione mit flambierten Kirschen 85
Zitronensorbet 84
Zucchinipfanne 61